Saskia Mergentheimer

Vivere con un tumore al seno cronico

bup

Saskia Mergentheimer
Vivere con un tumore al seno cronico

ISBN: 978-3-69035-554-4

Numero d'ordine: 2005.5
 anche come eBook
(978-3-69035-559-9)

Bremen University Press, 2025.
Fahrenheitstr. 11
28359 Bremen
bup@bremenuniversitypress.com
www.bremenuniversitypress.com
Il manoscritto non può essere utilizzato in tutto o in parte senza il previo consenso scritto dell'editore.

Saskia Mergentheimer
Vivere con un tumore al seno cronico

Panoramica

1.	INTRODUZIONE	11
2.	NOZIONI MEDICHE DI BASE SUL CANCRO AL SENO	16
3.	DIAGNOSTICA ED ESAMI DI FOLLOW-UP	48
4.	STRATEGIE TERAPEUTICHE PER UNA LUNGA SOPRAVVIVENZA	66
5.	CANCRO AL SENO CRONICO: CONVIVERE CON LA MALATTIA	80
6.	INFLUENZA DELLA DIETA E DELLO STILE DI VITA SULLA PROGNOSI	96
7.	STRATEGIE DI COPING PSICOLOGICO	109
8.	APPROCCI TERAPEUTICI ALTERNATIVI E COMPLEMENTARI - OPPORTUNITÀ E RISCHI	118
9.	PROGRESSI NELLA RICERCA	131
10.	ASPETTI SOCIALI, LEGALI E FINANZIARI	147
11.	QUALITÀ DI VITA NONOSTANTE IL CANCRO E UN'ULTIMA PAROLA	152

Indice dei contenuti

1.	**INTRODUZIONE**	**11**
1.1	Significato del tasso di sopravvivenza a lungo termine per il cancro al seno	11
1.2	Cambiare la prognosi grazie alla medicina moderna	12
1.3	Obiettivo del libro	14
2.	**NOZIONI MEDICHE DI BASE SUL CANCRO AL SENO**	**16**
2.1	Sviluppo e meccanismi biologici molecolari del cancro al seno	16
2.2	Classificazione: tumori ormono-dipendenti, tumori HER2-positivi, forme di cancro al seno triplo-negative	18
	2.2.1. Cancro al seno ormono-dipendente (tumori ER+/PR+)	18
	2.2.2. Tumori HER2-positivi	20
	2.2.3. Carcinoma mammario triplo negativo (TNBC)	23
2.3	Dinamica di crescita e metastasi	25
	2.3.1. Crescita locale del tumore	25
	2.3.2. Angiogenesi: formazione di nuovi vasi sanguigni.	26
	2.3.3. Metastasi: la diffusione delle cellule tumorali	28
2.4	Fattori d'influenza genetici ed epigenetici	32
	2.4.1. Fattori di rischio genetici	32
	2.4.2. Cambiamenti epigenetici	34
2.5	Influenza degli ormoni sulla crescita tumorale	37
	2.5.1. Estrogeni e cancro al seno	37
	2.5.2. Progesterone e cancro al seno	40

	2.5.3.	Terapia ormonale e meccanismi di resistenza	42
2.6.		Cancro al seno negli uomini	45
3.		**DIAGNOSTICA ED ESAMI DI FOLLOW-UP**	**48**
3.1		Diagnosi precoce e procedure diagnostiche	48
	3.1.1.	Esame clinico del seno	48
	3.1.2.	Screening mammografico	51
	3.1.3.	L'influenza delle protesi mammarie sulla diagnostica	53
3.2		Importanza della diagnostica per immagini (mammografia, risonanza magnetica, PET-CT)	54
	3.2.1.	Mammografia	55
	3.2.2.	Risonanza magnetica (RM) del seno	57
	3.2.3.	Tomografia ad emissione di positroni (PET-CT)	59
3.3		Campioni di tessuto e analisi molecolare del tumore	62
3.4		Biomarcatori ematici e biopsia liquida	63
3.5		Stadiazione e valutazione della prognosi individuale	64
4.		**STRATEGIE TERAPEUTICHE PER UNA LUNGA SOPRAVVIVENZA**	**66**
4.1		Terapie di sistema: Terapia ormonale, chemioterapia, terapie anticorpali mirate	66
	4.1.1.	Terapia ormonale	66
	4.1.2.	Chemioterapia	68
	4.1.3.	Terapie anticorpali mirate	69
4.2		La radioterapia e il suo ruolo nel carcinoma mammario metastatico	71
4.3		Misure chirurgiche per la progressione avanzata della malattia	72
4.4		Terapie combinate e approcci terapeutici personalizzati	74

4.5	Immunoterapia e nuovi sviluppi della medicina oncologica	75
	4.5.1. Inibitori del checkpoint	75
	4.5.2. Vaccini antitumorali e terapie cellulari	76
	4.5.3. Terapie a bersaglio molecolare	78
5.	**CANCRO AL SENO CRONICO: CONVIVERE CON LA MALATTIA**	**80**
5.1	Cosa significa cancro al seno metastatizzato ma controllato?	80
5.2.	Tipi di controllo delle malattie	82
5.3	Adattamento dell'organismo alla malattia e monitoraggio dei farmaci a lungo termine	83
	5.3.1. Opzioni terapeutiche a lungo termine	83
	5.3.2. Modifica della terapia in caso di progressione della malattia	85
5.4.	Importanza dei controlli regolari	86
5.5	Gestione degli effetti collaterali: gestione della stanchezza, della nausea, della perdita di capelli, della perdita ossea	87
	5.5.1. Stanchezza (esaurimento cronico)	88
	5.5.2. Nausea e perdita di appetito	89
	5.5.3. Perdita di capelli	90
	5.5.4. Perdita ossea (osteoporosi con terapia ormonale)	91
5.6	Aspetti psicosociali: Affrontare una diagnosi incurabile	93
6.	**INFLUENZA DELLA DIETA E DELLO STILE DI VITA SULLA PROGNOSI**	**96**
6.1	Raccomandazioni nutrizionali basate sull'evidenza: concetti antinfiammatori e antiossidanti	96
	6.1.1. Alimentazione antinfiammatoria e cancro	96
	6.1.2. Antiossidanti e protezione cellulare	98

6.2	L'importanza del peso corporeo: l'obesità come fattore di rischio	100
6.3	Sport ed esercizio fisico: effetti positivi sul sistema immunitario e sul metabolismo	102
6.4	Importanza della gestione dello stress e della mindfulness	103
	6.5 Fumo, alcol e fattori ambientali - influenza sulla prognosi	105
	6.5.1. Fumo e cancro al seno	105
	6.5.2. Consumo di alcol e cancro al seno	106
	6.5.3. Fattori ambientali e cancro al seno	107
7.	**STRATEGIE DI COPING PSICOLOGICO**	**109**
7.1	Carico psicologico del cancro cronico	109
7.2	Gestione dell'ansia e strategie contro gli stati depressivi	111
7.3	Affrontare l'incertezza e le domande esistenziali	112
7.4	Importanza del sostegno sociale di familiari e amici	114
7.5	Forme di terapia psico-oncologica e loro efficacia	115
8.	**APPROCCI TERAPEUTICI ALTERNATIVI E COMPLEMENTARI - OPPORTUNITÀ E RISCHI**	**118**
8.1	Distinguere tra metodi complementari affidabili e metodi discutibili	118
8.2	La medicina a base vegetale e le sue interazioni con le terapie antitumorali	120
8.3	La medicina tradizionale cinese, l'agopuntura e l'omeopatia nel contesto della medicina basata sulle prove di efficacia	123
	8.3.1. Medicina tradizionale cinese	123
	8.3.2. Agopuntura	123
	8.3.3. Omeopatia	124
	8.3.4. Utilizzo dell'effetto placebo	125
8.4	Importanza dei micronutrienti e degli integratori alimentari	127

| 8.5 | Mindfulness, meditazione e approcci spirituali come misure di accompagnamento | 129 |

9.	**PROGRESSI NELLA RICERCA**	**131**
9.1	Sviluppo di nuove terapie: Terapia genica, tecnologia CRISPR e vaccini contro il cancro	131
	9.1.1. La terapia genica come approccio promettente	131
	9.1.2. Vaccini contro il cancro: immunizzazione contro il cancro al seno?	134
	9.1.3. Quando saranno disponibili queste terapie?	137
9.2	L'importanza dell'intelligenza artificiale nella ricerca sul cancro al seno	138
9.3	Sviluppi nell'immuno-oncologia	141
9.4	Prospettive di cura del cancro al seno metastatizzato	143
9.5	Partecipazione dei pazienti agli studi clinici - opportunità e rischi	144

10.	**ASPETTI SOCIALI, LEGALI E FINANZIARI**	**147**
10.1	I diritti delle donne malate di cancro nel sistema sanitario	147
10.2	Problemi assicurativi	148
10.3	Rientro nella vita lavorativa	150

| 11. | **QUALITÀ DI VITA NONOSTANTE IL CANCRO E UN'ULTIMA PAROLA** | **152** |

Nota: Questo libro ha una struttura modulare, in modo che ogni capitolo possa essere letto anche indipendentemente. Questo porta a ripetizioni occasionali tra i capitoli, che servono alla leggibilità selettiva.

1. Introduzione

1.1 Significato del tasso di sopravvivenza a lungo termine per il cancro al seno

Il cancro al seno è il tumore più comune nelle donne di tutto il mondo e una delle principali cause di morte per cancro. Nonostante queste statistiche allarmanti, negli ultimi decenni la prognosi per le pazienti affette da tumore al seno è notevolmente migliorata. I progressi nella diagnosi precoce, lo sviluppo di approcci terapeutici innovativi e la crescente personalizzazione del trattamento hanno fatto sì che sempre più donne - e, in casi più rari, uomini - siano in grado di convivere a lungo con il tumore al seno.

Il tasso di sopravvivenza a lungo termine descrive la percentuale di pazienti che sopravvivono per un certo numero di anni dopo la diagnosi. Se un tempo la diagnosi di tumore al seno era associata a un alto tasso di mortalità entro pochi anni, la situazione è cambiata radicalmente grazie al miglioramento delle opzioni terapeutiche. Oggi molte donne non solo sopravvivono per cinque o dieci anni dopo la diagnosi iniziale, ma riescono anche a vivere a lungo con un'elevata qualità di vita grazie a cure mediche adeguate e a misure mirate sullo stile di vita.

Tuttavia, il tasso di sopravvivenza a lungo termine varia notevolmente in base a diversi fattori. Questi includono il comportamento biologico del tumore, la sua sottotipizzazione molecolare, lo stadio della malattia al momento della diagnosi e la risposta individuale alle forme di terapia. Particolarmente importante è la distinzione tra i pazienti in cui il tumore è stato individuato precocemente e trattato con successo e quelli che vivono con la malattia metastatica. Mentre i primi possono spesso essere considerati guariti, il monitoraggio a lungo termine della malattia metastatizzata rappresenta una sfida particolare che richiede un supporto medico continuo e un adattamento flessibile della terapia.

Tuttavia, il tasso di sopravvivenza non è solo un parametro puramente medico, ma ha anche importanti implicazioni psicosociali e sociali. Per molte delle persone colpite, convivere a lungo con il tumore al seno significa non solo affrontare gli effetti fisici diretti della malattia, ma anche le sfide emotive, sociali ed economiche. È quindi fondamentale prendere in considerazione non solo misure di supporto medico, ma anche psicologico e sociale, per consentire alle persone colpite di condurre una vita il più possibile soddisfacente e autodeterminata.

1.2 Cambiamento della prognosi grazie alla medicina moderna

Solo qualche decennio fa, una diagnosi di cancro al seno era spesso considerata una sentenza di morte. Le opzioni terapeutiche erano limitate e molte pazienti avevano poche possibilità di controllare la malattia a lungo termine. La situazione è cambiata radicalmente. Il progresso medico ha rivoluzionato la prognosi del tumore al seno sotto quasi tutti i punti di vista, dalla diagnosi precoce agli approcci terapeutici innovativi e alla medicina personalizzata.

Un fattore decisivo per il miglioramento della prognosi è la crescente individualizzazione della terapia. Mentre un tempo si applicava un trattamento standardizzato a tutti i pazienti, oggi si ricorre a terapie mirate che vengono adattate alle caratteristiche biologiche del tumore in questione. Ad esempio, le terapie ormonali consentono di combattere efficacemente il tumore al seno ormono-dipendente, mentre le terapie anticorpali come il trastuzumab sono specificamente dirette contro i tumori HER2-positivi. L'ulteriore sviluppo dell'immuno-oncologia apre inoltre nuove prospettive, attivando in modo specifico il sistema immunitario dell'organismo contro le cellule tumorali.

La situazione è notevolmente migliorata anche in termini di diagnosi precoce. L'introduzione dello screening mammografico ha fatto sì che in molti casi il tumore al seno sia stato individuato in una fase molto precoce, quando le possibilità di guarigione sono particolarmente elevate. Inoltre, le moderne tecniche di imaging come la risonanza magnetica (RM) o la tomografia a emissione di positroni (PET) consentono una diagnosi più precisa e quindi una migliore pianificazione del trattamento.

Un altro progresso decisivo riguarda la comprensione della biologia dei tumori. Analizzando i fattori genetici ed epigenetici, i medici possono ora prevedere meglio l'aggressività di un tumore e le strategie terapeutiche più promettenti. L'introduzione della biopsia liquida, un metodo che rileva le cellule tumorali o il loro materiale genetico nel sangue, potrebbe migliorare ulteriormente la prognosi consentendo di individuare precocemente le recidive.

Tuttavia, il cancro al seno rimane una malattia grave che richiede un'assistenza medica completa. Nonostante gli enormi progressi compiuti, ci sono ancora delle sfide, in particolare nel trattamento del tumore al seno metastatizzato. Non si tratta più solo di una cura completa, ma di controllare la malattia il più a lungo possibile, come avviene per le malattie croniche come il diabete o l'ipertensione.

Tuttavia, il miglioramento della prognosi non ha solo implicazioni mediche ma anche sociali. Sempre più pazienti sono in grado di condurre una vita normale, tornare al lavoro e continuare le loro attività sociali dopo una diagnosi di tumore al seno. Ciò richiede un maggiore adattamento del sistema di assistenza sanitaria e sociale per rispondere adeguatamente alle esigenze dei sopravvissuti a lungo termine.

1.3 Obiettivi del libro

La diagnosi di tumore al seno è un evento che cambia la vita della maggior parte delle persone colpite. Molte si sentono confrontate con una quantità di informazioni mediche difficili da comprendere e ancor più da elaborare. Allo stesso tempo, circolano molte informazioni errate e dubbie promesse di cura, che spesso creano più incertezza che chiarezza.

L'obiettivo di questo libro è fornire informazioni scientificamente valide in una forma generalmente comprensibile. Vengono spiegate in dettaglio sia le basi mediche della malattia sia le varie opzioni terapeutiche e i loro effetti. L'attenzione si concentra in particolare sulla questione di come sia possibile una vita lunga e sana con il cancro al seno.

Questo libro si rivolge alle pazienti, ai loro familiari e alle persone interessate che desiderano conoscere gli ultimi sviluppi della ricerca e del trattamento del tumore al seno. Si propone di aiutare a sviluppare aspettative realistiche, a prendere decisioni informate e ad assumersi la responsabilità di migliorare la propria prognosi. Si è cercato di garantire una presentazione equilibrata: Se da un lato vengono evidenziati gli enormi progressi della medicina oncologica, dall'altro non vengono nascoste le sfide esistenti e i limiti della terapia.

Un altro obiettivo è incoraggiare le persone colpite e fornire loro strategie per ricevere non solo le migliori cure mediche possibili, ma anche per rimanere mentalmente e socialmente stabili. Il tumore al seno non è solo una diagnosi medica, ma anche un'esperienza che influisce sull'intera vita. Questo libro, quindi, non si occupa solo degli aspetti fisici, ma anche di quelli emotivi e sociali.

Non esistono certezze assolute in medicina, soprattutto in oncologia. Mentre alcune pazienti rimangono in salute per decenni dopo una diagnosi di tumore al seno, altre subiscono una ricaduta o un peggioramento della malattia nonostante una terapia ottimale.

Questo libro non pretende di garantire una cura o di presentare verità assolute. Si basa piuttosto sullo stato attuale della scienza e fornisce una visione realistica delle possibilità e dei limiti della medicina moderna. Non vengono fatte promesse di guarigione, ma vengono presentate strategie scientificamente provate che possono contribuire in modo dimostrabile a migliorare le possibilità di sopravvivenza e la qualità della vita.

È particolarmente importante dare uno sguardo critico alle offerte dubbie che possono suscitare false speranze o addirittura essere pericolose. La medicina basata sull'evidenza rimane la base di tutti i contenuti presentati in questo libro. L'obiettivo è fornire una prospettiva fondata e razionale che aiuti le persone colpite a prendere decisioni autodeterminate e a gestire la propria malattia nel miglior modo possibile.

2. Nozioni mediche di base sul cancro al seno

2.1 Sviluppo e meccanismi biologici molecolari del cancro al seno

Il cancro al seno è una malattia causata dalla proliferazione incontrollata delle cellule nel tessuto della ghiandola mammaria. In condizioni normali, la crescita e la divisione cellulare sono regolate da una complessa interazione di diversi meccanismi. Questi includono l'attivazione e l'inattivazione di alcuni geni, la produzione di fattori di crescita e meccanismi di controllo che impediscono una divisione cellulare eccessiva. Se questi meccanismi di controllo vengono meno, una cellula può moltiplicarsi in modo incontrollato, dando origine al cancro.

Il primo passo nello sviluppo del cancro è spesso una mutazione genetica, che può verificarsi spontaneamente o essere favorita da influenze esterne come le radiazioni ionizzanti, alcune sostanze chimiche o fattori ormonali. Due gruppi di geni sono particolarmente colpiti: I proto-oncogeni e i geni soppressori del tumore.

I proto-oncogeni sono geni che regolano la crescita cellulare in condizioni normali. Le mutazioni possono trasformarli in oncogeni che promuovono la divisione cellulare incontrollata. Un esempio ben noto è il gene HER2 (recettore 2 del fattore di crescita epidermico umano), che è iperattivato in circa il 15-20% di tutti i casi di cancro al seno. La sovraespressione di questo gene porta a una maggiore produzione di recettori di crescita sulla superficie cellulare, accelerando la crescita del tumore.

I geni soppressori dei tumori, invece, hanno il compito di rallentare la crescita cellulare e di controllare la divisione cellulare. Le mutazioni in questi geni causano il fallimento della regolazione cellulare. Il gene TP53, che codifica per la proteina p53, è particolarmente noto. Questa proteina svolge un ruolo centrale nel controllo della divisione cellulare e nella riparazione del DNA danneggiato. Se questo gene è mutato, non può più svolgere la sua funzione protettiva, consentendo alle cellule difettose di moltiplicarsi in modo incontrollato.

Un altro meccanismo di cancerogenesi riguarda i cosiddetti geni di riparazione del DNA, responsabili della correzione dei danni al DNA. I geni BRCA1 e BRCA2, che svolgono un ruolo decisivo nella riparazione delle rotture a doppio filamento del DNA, sono particolarmente importanti in questo caso. Le donne con una mutazione in uno di questi geni hanno un rischio significativamente maggiore di sviluppare un cancro al seno o alle ovaie.

Oltre a questi fattori genetici, anche i cambiamenti epigenetici influenzano lo sviluppo del cancro. Mentre le mutazioni genetiche alterano direttamente la sequenza del DNA, i cambiamenti epigenetici influenzano l'attività dei geni senza alterarne la sequenza. Tra questi vi sono la metilazione del DNA e le modifiche degli istoni che regolano l'espressione di alcuni geni. Se, ad esempio, un gene soppressore di tumori viene "silenziato" dalla metilazione, ciò può contribuire allo sviluppo del cancro.

Un altro fattore importante è il microambiente tumorale, cioè il tessuto che circonda il tumore. Alcune cellule immunitarie, fibroblasti e vasi sanguigni possono inibire o promuovere la crescita del tumore. Ad esempio, i macrofagi associati al tumore sono noti per promuovere la formazione di nuovi vasi sanguigni e impedire al sistema immunitario di eliminare le cellule tumorali.

Lo sviluppo del cancro al seno è quindi il risultato di una complessa interazione di fattori genetici, epigenetici e ambientali. La comprensione di questi meccanismi costituisce la base dei moderni approcci terapeutici volti a colpire specifici punti deboli delle cellule tumorali.

2.2 Classificazione: tumori ormono-dipendenti, tumori HER2-positivi, forme di cancro al seno triplo-negative

Il cancro al seno non è una malattia uniforme, ma comprende vari sottotipi che si differenziano per la loro biologia, il comportamento di crescita e la risposta alla terapia. La categorizzazione si basa principalmente sull'espressione di alcuni recettori sulla superficie cellulare.

2.2.1. Carcinoma mammario ormono-dipendente (tumori ER+/PR+)

La maggior parte dei tumori al seno, soprattutto nelle donne in postmenopausa, è caratterizzata da meccanismi di crescita ormono-dipendenti. Circa il 70-80% di tutti i carcinomi mammari presenta l'espressione di recettori ormonali, con i recettori degli estrogeni e del progesterone che svolgono un ruolo decisivo. Queste cellule tumorali hanno siti di legame specifici per gli ormoni sessuali femminili estrogeno e progesterone, in modo che questi possano agganciarsi ai recettori e innescare la trasduzione del segnale intracellulare, che porta all'attivazione di meccanismi di promozione della crescita. Ciò favorisce la divisione cellulare e la proliferazione del tumore, che a sua volta può portare alla progressione della malattia.

A causa di questa dipendenza ormonale, questa forma di tumore al seno può essere trattata con approcci terapeutici endocrini mirati che mirano a bloccare direttamente i recettori ormonali, a ridurre la produzione ormonale dell'organismo o a interrompere la segnalazione ormonale in altri modi. Uno dei gruppi di sostanze attive più frequentemente utilizzati nella terapia endocrina è il modulatore selettivo del recettore degli estrogeni, il tamoxifene. Questo farmaco si lega ai recettori degli estrogeni delle cellule tumorali, impedendo così agli estrogeni dell'organismo di agganciarsi ai recettori. Poiché gli estrogeni sono essenziali per stimolare la crescita del tumore, bloccando i recettori si ottiene un effetto di inibizione della crescita. Il tamoxifene viene utilizzato in particolare nelle pazienti in premenopausa, poiché in questa fase la produzione di estrogeni da parte dell'organismo non può ancora essere gravemente compromessa da altre misure terapeutiche. Inoltre, il tamoxifene ha anche un certo effetto agonista in alcuni tessuti come l'endometrio e le ossa, motivo per cui la terapia deve essere attentamente monitorata per riconoscere precocemente potenziali effetti collaterali come l'aumento del rischio di cancro dell'endometrio o di eventi tromboembolici.

Un'altra importante strategia farmacologica nel trattamento endocrino del tumore al seno ormono-dipendente è l'uso degli inibitori dell'aromatasi. Questa classe di sostanze comprende agenti come l'anastrozolo, il letrozolo e l'exemestane, che mirano a ridurre la produzione di estrogeni da parte dell'organismo. Nelle donne in postmenopausa, gli estrogeni non vengono più sintetizzati principalmente nelle ovaie, ma soprattutto nei tessuti periferici, in particolare nel tessuto adiposo e nelle ghiandole surrenali. È qui che l'enzima aromatasi è necessario per sintetizzare gli estrogeni da ormoni precursori androgeni come l'androstenedione e il testosterone. Gli inibitori dell'aromatasi bloccano questo enzima, impedendo così la conversione degli ormoni precursori in estrogeni. In questo modo abbassano il livello di estrogeni nell'organismo, rallentando la crescita delle cellule tumorali o addirittura portando alla morte delle cellule tumorali ormono-dipendenti. Questi farmaci sono generalmente preferiti nelle pazienti in postmenopausa, poiché sono meno efficaci nella fase di premenopausa, finché le ovaie continuano a produrre grandi quantità di estrogeni.

Un altro approccio terapeutico è l'uso di analoghi dell'ormone di rilascio delle gonadotropine, noti anche come agonisti del GnRH. Questi principi attivi, che comprendono ad esempio la leuprorelina e la goserelina, intervengono nella regolazione della funzione ovarica legandosi ai recettori del GnRH nell'ipofisi e provocando un blocco temporaneo del rilascio dell'ormone. Normalmente, l'ormone di rilascio delle gonadotropine stimola l'ipofisi a rilasciare l'ormone luteinizzante e l'ormone follicolo-stimolante, che a loro volta stimolano le ovaie a produrre estrogeni. Tuttavia, la somministrazione continua di un analogo del GnRH sopprime questa regolazione, provocando un arresto temporaneo della funzione ovarica. Ciò determina una forte riduzione dei livelli di estrogeni, che rappresenta un metodo efficace per inibire la crescita dei tumori ormono-dipendenti, in particolare nelle pazienti in premenopausa. Questa forma di terapia viene spesso utilizzata in combinazione con altre misure endocrine, come il tamoxifene o gli inibitori dell'aromatasi, per ottenere il blocco più completo possibile dei meccanismi ormonali di crescita del tumore.

La terapia endocrina appropriata viene scelta su base individuale e si basa su vari fattori, come lo stato dei recettori ormonali del tumore, lo stato menopausale della paziente, nonché eventuali malattie concomitanti e fattori di rischio individuali. Poiché il tumore al seno ormono-dipendente può spesso progredire nel corso degli anni, questi approcci terapeutici sono solitamente a lungo termine e richiedono un monitoraggio continuo per riconoscere tempestivamente l'efficacia e i possibili effetti collaterali e, se necessario, adeguare la terapia.

2.2.2. Tumori HER2-positivi

I tumori HER2-positivi rappresentano circa il quindici-venti per cento di tutti i casi di cancro al seno e sono caratterizzati da un'aumentata espressione del recettore del fattore di crescita epidermico umano di tipo 2. Questo recettore, che svolge un ruolo importante nella divisione cellulare e nella rigenerazione dei tessuti nelle cellule mammarie normali, è presente in numero significativamente maggiore sulla superficie cellulare di questi tumori. La sovraespressione della proteina HER2 porta a un aumento della segnalazione all'interno delle cellule, che accelera la divisione cellulare e fa sì che le cellule tumorali si moltiplichino in modo incontrollato. Questa dinamica di crescita aggressiva fa sì che le forme di cancro al seno HER2-positive abbiano spesso una prognosi meno favorevole rispetto ai tumori al seno ormono-dipendenti, soprattutto se non vengono trattate.

Lo sviluppo di terapie mirate anti-HER2 ha migliorato notevolmente le opzioni di trattamento per questo tipo di tumore e ha ottimizzato in modo significativo la prognosi delle pazienti con carcinoma mammario HER2-positivo. Una delle opzioni terapeutiche più importanti è l'anticorpo monoclonale trastuzumab, noto con il nome commerciale di Herceptin. Questo anticorpo si lega specificamente alla parte extracellulare del recettore HER2 e ne blocca l'attivazione. Ciò inibisce la trasmissione di segnali che promuovono la crescita nella cellula, con conseguente rallentamento della divisione cellulare e riduzione della proliferazione tumorale. Inoltre, trastuzumab può attivare il sistema immunitario in modo che le cellule immunitarie dell'organismo attacchino e distruggano specificamente le cellule tumorali HER2-positive. Trastuzumab viene solitamente somministrato in combinazione con la chemioterapia, poiché questi approcci terapeutici sinergici possono migliorare ulteriormente l'efficacia del trattamento.

Un'altra importante terapia anti-HER2 è il pertuzumab, anch'esso un anticorpo monoclonale, che si differenzia dal trastuzumab per il fatto di avere come bersaglio specifico il recettore HER2- . Mentre trastuzumab inibisce la segnalazione diretta tramite HER2, pertuzumab blocca l'interazione tra HER2 e altri membri della famiglia dei recettori HER, in particolare HER3. Questo aspetto è di grande importanza, poiché l'eterodimerizzazione di HER2 con HER3 innesca segnali particolarmente forti di promozione della crescita. La somministrazione combinata di trastuzumab e pertuzumab può quindi inibire contemporaneamente due diversi meccanismi di segnalazione, con un conseguente contenimento ancora più efficace della crescita tumorale. Questo doppio blocco di HER2 si è dimostrato estremamente efficace, soprattutto nel carcinoma mammario HER2-positivo avanzato o metastatizzato.

Oltre agli anticorpi monoclonali, sono ora disponibili anche altri approcci terapeutici che colpiscono specificamente i tumori HER2-positivi. Una di queste opzioni terapeutiche innovative è rappresentata dai coniugati anticorpo-farmaco, come il trastuzumab emtansine, noto come T-DM1. Questo farmaco combina l'effetto HER2-specifico di trastuzumab con un agente citotossico che viene introdotto in modo specifico nelle cellule tumorali. Dopo essersi legato al recettore HER2, il farmaco viene assorbito dalla cellula tumorale e vi rilascia la sostanza citotossica, che inibisce direttamente la divisione cellulare e provoca la morte della cellula tumorale. Poiché questo meccanismo d'azione colpisce specificamente le cellule tumorali HER2-positive, gli effetti collaterali sui tessuti sani possono essere ridotti rispetto ai chemioterapici convenzionali.

Un altro approccio terapeutico promettente è l'uso di inibitori della tirosin-chinasi, come il lapatinib, che inibiscono direttamente la segnalazione intracellulare del recettore HER2. Questi agenti impediscono l'attivazione delle vie di segnalazione a valle, responsabili della crescita tumorale. Il lapatinib viene spesso utilizzato in combinazione con altre terapie anti- HER2 o chemioterapie, in particolare nelle pazienti con carcinoma mammario avanzato o metastatico che hanno già ricevuto una precedente terapia con trastuzumab.

Il trattamento mirato del carcinoma mammario HER2-positivo con le moderne terapie anti-HER2 ha migliorato significativamente la prognosi di questo tipo di tumore. Se in passato i tumori HER2-positivi erano associati a un livello di aggressività particolarmente elevato e a un maggior rischio di recidiva della malattia, gli approcci terapeutici odierni consentono un significativo aumento del tempo di sopravvivenza e un miglior controllo della malattia.

2.2.3. Carcinoma mammario triplo negativo (TNBC)

Il tumore al seno triplo negativo rappresenta circa il dieci-quindici per cento di tutti i casi di tumore al seno ed è una forma particolarmente impegnativa della malattia. Il termine "triplo negativo" si riferisce al fatto che questi tumori non esprimono i recettori degli estrogeni, del progesterone o le proteine HER2 sulla loro superficie cellulare. Ciò significa che non sono disponibili le comprovate opzioni terapeutiche mirate al sistema endocrino e all'HER2 che possono essere utilizzate per altre forme di tumore al seno. L'assenza di questi bersagli terapeutici rende necessarie strategie di trattamento alternative.

I tumori triplo-negativi presentano generalmente dinamiche di crescita aggressive. Sono caratterizzati da un'elevata velocità di divisione cellulare e da una maggiore tendenza alla metastatizzazione precoce. In particolare, in questa forma di tumore al seno aumenta il rischio di metastasi a distanza in organi come polmoni, fegato o cervello. Inoltre, i tassi di recidiva sono particolarmente elevati entro i primi tre-cinque anni dalla diagnosi, rendendo cruciale un trattamento coerente ed efficace del. Nonostante queste sfide, ci sono oggi sviluppi promettenti nella ricerca che mirano a stabilire nuove opzioni terapeutiche per questo gruppo di pazienti.

In assenza di terapie mirate, la chemioterapia rappresenta ad oggi il trattamento standard più importante ed efficace per il tumore al seno triplo negativo. In particolare, i chemioterapici a base di antracicline e taxani si sono dimostrati efficaci, in quanto inibiscono la crescita incontrollata delle cellule tumorali e ne bloccano la divisione. Anche i chemioterapici a base di platino, come il cisplatino o il carboplatino, mostrano una buona efficacia, soprattutto nelle pazienti con alcune alterazioni genetiche come le mutazioni BRCA. Queste mutazioni compromettono la capacità delle cellule di riparare i danni al DNA, rendendo le cellule tumorali particolarmente sensibili alle sostanze che danneggiano il DNA, come i composti del platino.

Un nuovo promettente approccio terapeutico è l'immunoterapia, che mira ad attivare il sistema immunitario dell'organismo e a utilizzarlo specificamente contro le cellule tumorali. Gli inibitori del checkpoint immunitario, come atezolizumab o pembrolizumab, sono tra gli agenti più studiati in questo campo. Questi farmaci bloccano le vie di segnalazione inibitorie del sistema immunitario che normalmente impediscono alle cellule immunitarie di riconoscere e attaccare le cellule tumorali. In particolare, nel carcinoma mammario triplo negativo con elevata espressione di PD-L1, un biomarcatore dell'attività del sistema di difesa immunitario, è stato dimostrato che le immunoterapie in combinazione con la chemioterapia possono migliorare la sopravvivenza libera da progressione e la prognosi complessiva.

Oltre alle immunoterapie, gli inibitori di PARP sono sempre più al centro della ricerca. Questi agenti, che comprendono olaparib e talazoparib, interferiscono specificamente con i meccanismi di riparazione del DNA delle cellule tumorali. Normalmente, le cellule utilizzano diverse vie per riparare i danni al loro materiale genetico. Nei pazienti con mutazioni BRCA1 o BRCA2, tuttavia, alcuni meccanismi di riparazione sono già interrotti, il che significa che le cellule tumorali devono affidarsi a vie di riparazione alternative. Gli inibitori di PARP bloccano questi meccanismi rimanenti, causando l'accumulo di danni al DNA nelle cellule tumorali, che alla fine portano alla morte delle cellule tumorali. Questa opzione terapeutica ha dato risultati promettenti, in particolare nelle pazienti con una mutazione BRCA nota, e rappresenta una strategia di trattamento più mirata rispetto alla chemioterapia convenzionale.

Altri approcci sperimentali includono coniugati anticorpo-farmaco come il sacituzumab govitecan, che si lega a una specifica proteina di superficie delle cellule del cancro al seno triplo negativo e introduce una sostanza citotossica direttamente nelle cellule tumorali. Questo meccanismo consente di danneggiare selettivamente le cellule tumorali, risparmiando in larga misura i tessuti sani.

Il trattamento del carcinoma mammario triplo negativo rimane una sfida particolare a causa della sua natura aggressiva, ma i continui progressi della ricerca stanno aprendo nuove prospettive. L'identificazione di biomarcatori specifici che consentano una terapia più mirata è un obiettivo chiave degli sviluppi futuri.

2.3 Dinamica di crescita e metastasi

Il tumore al seno è una malattia che può crescere e diffondersi in modi molto diversi. Mentre alcuni tumori crescono lentamente e non mostrano quasi alcun cambiamento nel corso degli anni, esistono forme particolarmente aggressive che possono raggiungere dimensioni considerevoli in breve tempo e possono diffondere metastasi ad altri organi in una fase iniziale. La dinamica di crescita dipende da una serie di fattori biologici, tra cui il corredo genetico delle cellule tumorali, l'attività di alcuni fattori di crescita e la capacità del tumore di eludere il sistema immunitario e di creare nuove riserve di sangue.

2.3.1. Crescita locale del tumore

Nella maggior parte dei casi, lo sviluppo di un tumore al seno inizia con la proliferazione incontrollata di cellule all'interno dei dotti lattiferi (carcinoma duttale) o dei lobuli ghiandolari (carcinoma lobulare). Inizialmente, la crescita è limitata al tessuto originario. In questa fase si parla di carcinoma duttale o lobulare in situ, il che significa che le cellule tumorali non si sono ancora diffuse oltre i confini naturali del tessuto.

Con il tempo, alcuni tumori sviluppano la capacità di superare la membrana basale e di invadere il tessuto mammario circostante. Questo segna il passaggio al cancro al seno invasivo. Il tumore inizia a interagire con il tessuto circostante, creando vasi sanguigni e manipolando le cellule immunitarie.

2.3.2. Angiogenesi: formazione di nuovi vasi sanguigni

Per crescere e diffondersi, un tumore necessita di un continuo apporto di ossigeno e sostanze nutritive, che vengono trasportate attraverso il sangue. Nella fase iniziale del suo sviluppo, un tumore è ancora abbastanza piccolo da ricevere queste sostanze vitali attraverso la diffusione dal tessuto circostante. Tuttavia, questo apporto passivo è sufficiente solo fino a una certa dimensione del tumore, poiché la via di diffusione di ossigeno e nutrienti è limitata. Non appena il tumore raggiunge una dimensione critica, questa forma di approvvigionamento non è più sufficiente ed è costretto a sviluppare attivamente nuove strategie per coprire il suo fabbisogno di energia e ossigeno. A tal fine, avvia una serie di processi biologici che vengono riassunti con il termine angiogenesi.

L'angiogenesi descrive la formazione di nuovi vasi sanguigni da capillari esistenti. Questo processo è avviato dal rilascio di specifiche molecole di segnalazione che stimolano la crescita e la differenziazione delle cellule endoteliali. Queste cellule formano le pareti interne dei vasi sanguigni e sono essenziali per la formazione di nuovi capillari. Attraverso l'induzione mirata dell'angiogenesi, il tumore si assicura un continuo apporto di ossigeno e sostanze nutritive, che ne consente e accelera l'ulteriore crescita. Allo stesso tempo, la formazione di nuovi vasi sanguigni offre al tumore l'opportunità di infiltrare le cellule tumorali nel flusso sanguigno, aumentando in modo significativo la probabilità di metastasi, cioè la diffusione delle cellule tumorali in altri organi.

Un fattore centrale dell'angiogenesi tumorale è il fattore di crescita endoteliale vascolare, o in breve VEGF. Questa molecola di segnalazione appartiene alla famiglia dei fattori di crescita e svolge un ruolo chiave nell'induzione e nella regolazione della crescita vascolare. Il VEGF si lega a specifici recettori sulla superficie delle cellule endoteliali e innesca una cascata di segnali biochimici che promuovono la proliferazione, la migrazione e la differenziazione di queste cellule. Ciò determina la formazione e il rimodellamento di capillari che riforniscono il tumore di ulteriore sangue. La produzione di VEGF aumenta in caso di mancanza di ossigeno, ovvero in caso di ipossia. Le cellule tumorali situate in un'area poco rifornita rilasciano VEGF per stimolare le cellule vascolari circostanti a formare nuovi capillari. Questo meccanismo contribuisce in modo decisivo alla capacità del tumore di adattarsi all'ambiente circostante e gli consente di continuare a crescere anche in condizioni sfavorevoli.

Oltre al VEGF, anche i fattori di crescita dei fibroblasti (FGF) svolgono un ruolo importante nell'angiogenesi tumorale. Questi fattori di crescita sono responsabili di una serie di processi biologici, tra cui la proliferazione cellulare, la differenziazione e il rinnovamento dei tessuti. Nell'angiogenesi, gli FGF promuovono la migrazione e la divisione delle cellule endoteliali, contribuendo così alla formazione di nuovi vasi sanguigni. Sono inoltre coinvolti nella regolazione del microambiente tumorale, influenzando i processi infiammatori e le interazioni con altri tipi di cellule nel tessuto tumorale.

Le metalloproteinasi di matrice, o in breve MMP, sono un altro fattore chiave dell'angiogenesi. Questi enzimi sono responsabili della rottura della matrice extracellulare, una struttura di proteine e altre molecole che stabilizza il tessuto e collega le cellule tra loro. Rompendo questa barriera tissutale, le MMP permettono alle cellule tumorali di diffondersi nel tessuto adiacente e di raggiungere nuove fonti di nutrimento. Inoltre, contribuiscono a preparare l'ambiente per la formazione di nuovi vasi sanguigni allentando le strutture del tessuto circostante e rafforzando la via di segnalazione del VEGF.

La capacità del tumore di generare attivamente nuovi vasi sanguigni è una base essenziale per la sua ulteriore crescita e diffusione. Grazie all'induzione mirata dell'angiogenesi, il tumore può rifornirsi di sostanze nutritive vitali indipendentemente dalle strutture vascolari originali e quindi sopravvivere anche in condizioni avverse. Allo stesso tempo, i vasi sanguigni di nuova formazione aumentano il rischio di diffusione delle cellule tumorali nel flusso sanguigno, favorendo le metastasi. Questo meccanismo rende l'angiogenesi un obiettivo centrale nella ricerca sul cancro, poiché l'inibizione mirata di questo processo può rallentare o addirittura arrestare la crescita dei tumori. Le terapie volte a bloccare il VEGF o altri fattori angiogenici sono già utilizzate in clinica e, in combinazione con altre forme di trattamento, hanno il potenziale per controllare efficacemente la progressione di alcuni tipi di cancro.

2.3.3. Metastasi: la diffusione delle cellule tumorali

Una fase particolarmente critica nella progressione del tumore al seno è la metastasi, cioè la capacità delle cellule tumorali di staccarsi dal luogo di origine, viaggiare attraverso i canali sanguigni o linfatici verso parti distanti del corpo e formarvi nuove metastasi tumorali. Questo processo rappresenta una delle maggiori sfide della terapia oncologica, poiché i tumori metastatici sono spesso difficili da trattare e hanno un'influenza decisiva sulla prognosi della paziente. Mentre il tumore al seno in fase iniziale può spesso essere trattato con successo, la comparsa di metastasi è associata a una prognosi significativamente meno favorevole. Il processo di metastatizzazione è molto complesso e si svolge in diverse fasi successive che consentono alle cellule tumorali di staccarsi dal tumore primario, sopravvivere e insediarsi in nuovi tessuti.

La prima fase della metastasi inizia con l'invasione del tessuto circostante. Durante questo processo, le cellule tumorali perdono i contatti cellula-cellula originari e cambiano le loro proprietà biologiche. Questo processo è strettamente legato alla cosiddetta transizione epitelio-mesenchimale, in cui le cellule tumorali epiteliali abbandonano la loro struttura polarizzata, diventano più mobili e sviluppano una maggiore capacità di invasione. Per potersi muovere nel tessuto circostante, producono enzimi come le metalloproteinasi della matrice, che degradano la matrice extracellulare e permettono alle cellule tumorali di invadere le strutture vicine. Questi cambiamenti sono fondamentali perché permettono alle cellule tumorali di liberarsi dalla struttura cellulare solida del tumore primario e di muoversi attivamente nel tessuto circostante.

Nella fase successiva, nota come intravasazione, le cellule tumorali entrano nei vasi sanguigni o linfatici. Ciò avviene in modo attivo, attraverso una penetrazione mirata nel sistema vascolare, oppure in modo passivo, quando la parete dei vasi viene danneggiata dalla diffusione aggressiva del tumore. La capacità delle cellule tumorali di entrare nel sistema vascolare o linfatico è un punto critico, in quanto consente loro di accedere a regioni distanti del corpo. Nel flusso sanguigno, tuttavia, le cellule tumorali sono esposte a notevoli stress, tra cui le forze di taglio del flusso sanguigno e gli attacchi delle cellule immunitarie. Molte cellule tumorali muoiono durante questa fase, ma alcune sopravvivono circondandosi, ad esempio, di piastrine, che le proteggono dalle reazioni immunitarie e ne facilitano l'adesione alla parete del vaso.

La terza fase delle metastasi riguarda la circolazione delle cellule tumorali nell'organismo. Le cellule tumorali vengono trasportate in vari organi attraverso il sistema sanguigno arterioso o venoso e il sistema linfatico. In questo processo giocano un ruolo sia i fattori meccanici sia le affinità biologiche tra alcune cellule tumorali e determinati organi. Il cosiddetto principio "seme e terreno" descrive il fatto che non tutti gli organi sono ugualmente suscettibili alle metastasi, ma che le cellule tumorali preferiscono insediarsi in tessuti con condizioni di crescita adeguate.

Nella fase successiva, lo stravaso, le cellule tumorali lasciano il flusso sanguigno e si insediano in un nuovo tessuto. Questo avviene solitamente in aree con un flusso sanguigno più lento, ad esempio nelle reti capillari di organi come ossa, polmoni, fegato o cervello. Per lasciare il flusso sanguigno, le cellule tumorali devono nuovamente superare le barriere tissutali, sciogliendo i contatti cellulari nella parete del vaso o infilandosi tra le cellule endoteliali. Una volta nel nuovo tessuto, le cellule devono sopravvivere e adattarsi al nuovo microambiente, cosa che non sempre riesce. Molte cellule tumorali muoiono in questa fase a causa di condizioni sfavorevoli o della mancanza di fattori di crescita.

Le cellule tumorali sopravvissute formano inizialmente le cosiddette micrometastasi. Queste piccole colonie di cellule spesso rimangono in uno stato dormiente, in cui possono rimanere inattive per molto tempo prima di ricominciare a dividersi. Questo fenomeno, noto come dormienza, spiega perché alcune metastasi del tumore al seno compaiono solo anni o addirittura decenni dopo la diagnosi iniziale. Alcuni cambiamenti nel microambiente tumorale, influenze ormonali o mutazioni genetiche possono riattivare le micrometastasi e avviarne la crescita.

Infine, può verificarsi una crescita macrometastatica, in cui le metastasi si diffondono ulteriormente e diventano clinicamente manifeste. In questa fase, la massa tumorale secondaria inizia a prendersi cura di sé, attivando i processi di angiogenesi e creando il proprio microambiente per sostenere la crescita. Le metastasi iniziano a spostare i tessuti vicini e a invadere le strutture circostanti, provocando i sintomi caratteristici che spesso si notano solo in questa fase avanzata.

Il tumore al seno ha una particolare affinità a metastatizzare in alcuni organi. Le sedi più comuni di metastasi sono le ossa, i polmoni, il fegato e il cervello. Le ossa sono l'organo bersaglio più comune delle metastasi del tumore al seno. Le cellule tumorali che raggiungono il tessuto osseo possono alterare l'equilibrio tra i processi di costruzione e di degradazione dell'osso, causando dolore osseo, fratture e altre complicazioni scheletriche. Anche i polmoni sono un organo frequentemente colpito, poiché la fitta rete capillare dei polmoni è un luogo ideale per l'adesione delle cellule tumorali. Le metastasi polmonari possono rimanere asintomatiche per lungo tempo o provocare respiro affannoso, tosse e dolore toracico. Il fegato è un altro importante organo bersaglio delle metastasi del tumore al seno, in quanto ha un elevato apporto di sangue dal sistema della vena porta, che crea un ambiente favorevole per le cellule tumorali. Le metastasi epatiche possono manifestarsi con dolore all'addome superiore, ittero o perdita di peso non evidente. Le metastasi cerebrali sono meno comuni, ma rappresentano una grave complicazione in quanto possono causare sintomi neurologici come mal di testa, deficit cognitivo o paralisi.

La capacità di un tumore di metastatizzare è uno dei fattori prognostici più importanti per il decorso della malattia. La ricerca sui meccanismi di metastatizzazione è quindi un obiettivo centrale della moderna ricerca sul cancro, al fine di sviluppare nuove strategie terapeutiche in grado di prevenire la diffusione delle cellule tumorali o di interrompere le condizioni di crescita delle metastasi in modo mirato. L'inibizione dell'angiogenesi, il blocco di specifiche vie di segnalazione o la modulazione del sistema immunitario sono approcci promettenti per migliorare la prognosi a lungo termine delle pazienti con carcinoma mammario metastatico.

2.4 Fattori di influenza genetica ed epigenetica

Il cancro al seno non è solo il risultato di singole mutazioni genetiche, ma nasce da una complessa interazione di fattori genetici ed epigenetici.

2.4.1 Fattori di rischio genetici

Alcune forme di cancro al seno hanno una componente ereditaria, il che significa che alcune mutazioni genetiche vengono trasmesse all'interno delle famiglie e possono aumentare significativamente il rischio di sviluppare la malattia. Mentre la maggior parte dei casi di tumore al seno è considerata sporadica ed è causata da fattori ambientali e da cambiamenti genetici casuali, circa il 5-10% di tutti i casi di tumore al seno ha una causa ereditaria chiaramente individuabile. Le donne portatrici di determinate mutazioni genetiche hanno un rischio significativamente maggiore di sviluppare un tumore al seno nel corso della loro vita, spesso in età più giovane rispetto alla popolazione generale.

I geni più noti e più studiati associati al cancro al seno ereditario sono BRCA1 e BRCA2. Questi geni codificano per proteine che svolgono un ruolo centrale nella riparazione dei danni al DNA. Normalmente, sono essenziali per mantenere la stabilità genomica, in quanto riparano i filamenti di DNA danneggiati e quindi impediscono alle mutazioni di accumularsi nelle cellule. Tuttavia, in presenza di mutazioni in BRCA1 o BRCA2, questa funzione di riparazione risulta gravemente compromessa, con conseguente aumento della suscettibilità alla divisione cellulare incontrollata e alla crescita tumorale. Le donne con una mutazione in uno di questi geni hanno un rischio di cancro al seno fino all'ottanta per cento e un rischio maggiore di cancro alle ovaie. Poiché queste mutazioni sono ereditate in modo autosomico dominante, c'è una probabilità del cinquanta per cento che anche i figli dei genitori affetti siano portatori della mutazione.

Oltre a BRCA1 e BRCA2, esistono altri geni le cui mutazioni sono associate a un aumento del rischio di cancro al seno. Un fattore importante in questo contesto è il gene soppressore del tumore TP53. Questo gene codifica per la proteina p53, nota come "guardiano del genoma" in quanto controlla la crescita delle cellule e la regolazione del ciclo cellulare. p53 svolge un ruolo centrale nell'induzione dell'apoptosi, cioè della morte cellulare programmata, se una cellula presenta un danno eccessivo al DNA. Mutazioni nel gene TP53 sono associate alla sindrome di Li-Fraumeni, una rara ma grave malattia genetica che aumenta significativamente il rischio di tumori multipli, tra cui il cancro al seno. Poiché il p53 svolge un ruolo centrale nel controllo della crescita e della sopravvivenza delle cellule, le mutazioni di questo gene hanno spesso un grave impatto sullo sviluppo dei tumori.

Un altro gene che svolge un ruolo nella risposta al danno al DNA è CHEK2. Questo gene codifica per una proteina coinvolta nella regolazione del ciclo cellulare e svolge un ruolo di supporto nella riparazione del danno al DNA. Le mutazioni di CHEK2 sono meno comuni delle mutazioni BRCA, ma aumentano comunque in modo significativo il rischio di cancro al seno. In particolare, la mutazione CHEK2-1100delC è stata associata a un rischio moderatamente aumentato di cancro al seno in vari gruppi di popolazione. Poiché CHEK2 è coinvolto in un meccanismo di riparazione simile a quello di BRCA1 e BRCA2, anche i difetti di questo gene possono portare a una maggiore instabilità genetica.

Un altro gene rilevante è PALB2, che interagisce direttamente con BRCA2 e svolge un ruolo chiave nella ricombinazione omologa, uno dei più importanti meccanismi di riparazione del DNA. Le mutazioni in PALB2 sono state identificate come uno dei fattori di rischio più significativi per il cancro al seno ereditario. Le donne con una mutazione PALB2 patogena hanno un rischio significativamente aumentato di cancro al seno, che può essere paragonabile al rischio di mutazioni BRCA2. Le mutazioni PALB2 sono più rare delle mutazioni BRCA1 o BRCA2, ma svolgono comunque un ruolo decisivo nella predisposizione genetica al tumore al seno.

L'identificazione dei fattori di rischio ereditari è una parte importante dell'oncologia moderna, in quanto consente di adottare misure mirate per la prevenzione e la diagnosi precoce del cancro. Le donne portatrici di mutazioni ad alto rischio hanno diverse opzioni per ridurre il rischio di cancro al seno. Queste includono programmi di diagnosi precoce intensificati con mammografie e risonanze magnetiche regolari, nonché misure profilattiche come la mastectomia preventiva o l'asportazione delle ovaie per ridurre il rischio di cancro ovarico. Inoltre, si stanno sviluppando sempre più terapie mirate, come gli inibitori di PARP, che stanno mostrando un effetto promettente, in particolare nelle pazienti con mutazioni BRCA. Con la continua evoluzione della ricerca genetica, è probabile che in futuro vengano identificati altri fattori genetici che influenzano il rischio di cancro al seno, il che potrebbe aprire nuovi approcci alla diagnosi, alla prevenzione e al trattamento.

2.4.2. Cambiamenti epigenetici

Mentre le mutazioni genetiche rappresentano un cambiamento nella sequenza del DNA stesso e quindi causano una modifica permanente dell'informazione genetica, i meccanismi epigenetici sono modifiche reversibili che influenzano l'attività dei geni senza cambiare la sequenza del DNA sottostante. Questi meccanismi svolgono un ruolo centrale nella regolazione dell'espressione genica e sono fondamentali per il normale funzionamento delle cellule. Controllano quali geni sono attivi in una particolare cellula e quali no, contribuendo così alla differenziazione e alla specializzazione delle cellule del corpo umano. Nella carcinogenesi, tuttavia, le modifiche epigenetiche possono portare alla disregolazione di geni importanti, soprattutto quelli che controllano la crescita cellulare o riparano i danni al DNA. Poiché le modifiche epigenetiche sono in linea di principio reversibili, rappresentano un bersaglio promettente per nuovi approcci terapeutici in oncologia.

Uno dei meccanismi epigenetici più importanti è la metilazione del DNA, in cui piccoli gruppi chimici, i cosiddetti gruppi metilici, si legano a determinati segmenti di DNA. Questi gruppi metilici si legano principalmente alle basi di citosina all'interno di specifiche sequenze di DNA, in particolare alle cosiddette isole CpG, che spesso si trovano nelle regioni promotrici dei geni. La metilazione di queste regioni fa sì che i geni interessati non possano più essere letti, un processo noto come silenziamento genico. Nelle cellule normali, la metilazione del DNA è un meccanismo essenziale per regolare l'attività dei geni, ma nelle cellule tumorali può verificarsi una metilazione aberrante. I geni soppressori del tumore, che normalmente limitano la crescita cellulare o riparano i danni al DNA, possono essere inattivati da un'eccessiva metilazione, permettendo alla cellula di crescere e mutare in modo incontrollato. Allo stesso tempo, in alcuni casi, i geni promotori del cancro vengono attivati da una metilazione errata, che può favorire lo sviluppo e la progressione dei tumori.

Un altro meccanismo epigenetico centrale è la modifica degli istoni, le proteine attorno alle quali si avvolge il DNA per impacchettarlo e stabilizzarlo. Gli istoni svolgono un ruolo cruciale nella regolazione dell'espressione genica, influenzando la tenuta del DNA. Modificazioni chimiche come l'acetilazione, la metilazione, la fosforilazione o l'ubiquitinazione cambiano la struttura degli istoni e quindi l'accessibilità del DNA per il macchinario di trascrizione della cellula. Una maggiore acetilazione degli istoni, ad esempio, fa sì che il DNA sia impacchettato in modo più lasco e che i geni possano essere letti più facilmente, mentre la deacetilazione impacchetta il DNA in modo più stretto e inibisce l'espressione genica. Nelle cellule tumorali, queste modifiche sono spesso mal regolate e portano a un'eccessiva attivazione di geni che promuovono il cancro o al silenziamento di geni che controllano la divisione cellulare e la riparazione del DNA. Gli inibitori dell'istone deacetilasi sono tra i farmaci epigenetici in grado di influenzare in modo specifico queste modifiche, riattivando i geni soppressori del tumore e rallentando la crescita incontrollata delle cellule cancerose.

Oltre alla metilazione del DNA e alle modifiche degli istoni, anche le molecole di RNA non codificanti, in particolare i microRNA, svolgono un ruolo importante nella regolazione epigenetica dell'espressione genica. I microRNA sono brevi sequenze di RNA che si legano alle molecole di RNA messaggero e ne impediscono la traduzione in proteine o accelerano la degradazione dell'RNA messaggero. Sono quindi regolatori essenziali di numerosi processi biologici, tra cui la crescita, la differenziazione e l'apoptosi delle cellule. Nello sviluppo del cancro, alcuni microRNA possono agire come oncogeni, downregolando l'espressione di geni soppressori del tumore. Altri microRNA, invece, agiscono come molecole soppressive del tumore inibendo l'espressione di geni che promuovono il cancro. La disregolazione dei microRNA è stata dimostrata in molti tipi di tumore, tra cui il cancro al seno, e viene studiata intensamente per sviluppare nuove strategie terapeutiche.

Le modifiche epigenetiche sono particolarmente interessanti per la moderna ricerca sul cancro perché, a differenza delle mutazioni genetiche, sono potenzialmente reversibili. Mentre le mutazioni del DNA sono permanenti e non possono essere annullate, le modifiche epigenetiche possono essere influenzate da farmaci mirati. Diverse terapie epigenetiche sono già in fase di sperimentazione clinica, tra cui gli inibitori della DNA metiltransferasi, che invertono la metilazione patologica del DNA, e gli inibitori dell'istone deacetilasi, che normalizzano la modificazione difettosa degli istoni. Questi approcci hanno il potenziale di rallentare la crescita delle cellule tumorali riattivando importanti geni regolatori e ripristinando l'equilibrio epigenetico nelle cellule tumorali. La combinazione di farmaci epigenetici con altre terapie antitumorali, come la chemioterapia, l'immunoterapia o le terapie molecolari mirate, potrebbe essere una strategia promettente per migliorare i risultati del trattamento in futuro.

2.5 Influenza degli ormoni sulla crescita tumorale

Gli ormoni svolgono un ruolo centrale nello sviluppo e nella progressione di molti tipi di cancro al seno, in particolare dei tumori ormono-dipendenti. Gli ormoni più importanti in questo contesto sono gli estrogeni e il progesterone, che attivano i segnali di crescita cellulare attraverso i loro recettori.

2.5.1. Estrogeni e cancro al seno

L'estrogeno è un ormone sessuale femminile fondamentale che controlla un gran numero di processi biologici nell'organismo. Oltre al suo ruolo essenziale nella regolazione del ciclo mestruale e della riproduzione, l'estrogeno ha anche effetti di vasta portata sulla crescita e sul metabolismo cellulare. In particolare, nei tessuti ormono-dipendenti come il seno, gli estrogeni influenzano la proliferazione, la differenziazione e la sopravvivenza delle cellule. In condizioni fisiologiche, queste proprietà sono essenziali per il normale sviluppo della ghiandola mammaria e la rigenerazione dei tessuti, ma possono svolgere un ruolo critico nello sviluppo dei tumori.

Nel seno, gli estrogeni possono promuovere la crescita delle cellule tumorali legandosi a specifici recettori per gli estrogeni presenti sulla superficie o all'interno delle cellule del tessuto mammario. Questi recettori appartengono alla famiglia dei recettori ormonali nucleari e agiscono come fattori di trascrizione che regolano specificamente alcuni geni dopo l'attivazione da parte degli estrogeni. L'espressione di questi recettori è particolarmente elevata nelle cellule del carcinoma mammario ormono-dipendenti, per cui gli estrogeni agiscono come fattore trainante della crescita tumorale. Il legame degli estrogeni con i recettori estrogenici attiva diverse cascate di segnalazione che promuovono la crescita cellulare e aumentano la resistenza delle cellule tumorali alla morte cellulare programmata.

Una delle più importanti vie di segnalazione attivate dagli estrogeni è la via di segnalazione MAPK, che svolge un ruolo centrale nella regolazione della divisione cellulare. MAPK sta per mitogen-activated protein kinase, una famiglia di enzimi che trasmettono segnali dalla membrana cellulare all'interno della cellula e controllano la crescita e la proliferazione cellulare. Nelle cellule del cancro al seno ormono-dipendenti, l'attivazione di questa via di segnalazione può portare a una proliferazione incontrollata delle cellule tumorali. Poiché questa via di segnalazione interagisce strettamente con altri fattori di crescita, gli estrogeni possono causare un aumento della divisione cellulare e quindi favorire la progressione del tumore.

Un'altra via di segnalazione essenziale influenzata dagli estrogeni è la via di segnalazione PI3K/AKT. Questa via di segnalazione è responsabile della sopravvivenza cellulare attivando vari meccanismi per inibire l'apoptosi, cioè la morte cellulare programmata. Normalmente, l'apoptosi serve come meccanismo protettivo per eliminare in modo specifico le cellule difettose o danneggiate. Nelle cellule tumorali, tuttavia, questo meccanismo è spesso interrotto, consentendo alle cellule di sopravvivere e continuare a moltiplicarsi nonostante i danni genetici. Attivando la via di segnalazione PI3K/AKT, gli estrogeni possono contribuire a rendere le cellule del cancro al seno più resistenti ai segnali apoptotici e quindi più difficili da morire.

Inoltre, gli estrogeni influenzano la **via di** segnalazione NF-κB, che svolge un ruolo centrale nei processi infiammatori e nella regolazione immunitaria. Il fattore di trascrizione **NF-κB** è iperattivato in molti tumori e regola i geni coinvolti nelle reazioni infiammatorie, nella sopravvivenza cellulare e nelle metastasi. Attivando questa via di segnalazione, le cellule tumorali possono modificare il loro microambiente in modo tale da potenziare i processi pro-infiammatori, che favoriscono la crescita del tumore e aumentano la capacità delle cellule di metastatizzare.

Poiché il carcinoma mammario ormono-dipendente è fortemente dipendente dagli estrogeni, questi tumori possono essere trattati specificamente con terapie endocrine. Una delle strategie terapeutiche più importanti è il blocco dei recettori estrogenici mediante modulatori selettivi del recettore estrogenico, come il tamoxifene. Questo farmaco si lega ai recettori degli estrogeni delle cellule tumorali, ma senza innescare lo stesso effetto di promozione della crescita degli estrogeni dell'organismo. In questo modo blocca la trasmissione dei segnali, inibendo la crescita delle cellule tumorali. Il tamoxifene viene utilizzato soprattutto nelle pazienti in premenopausa, poiché rimane efficace anche in presenza di elevati livelli di estrogeni.

Un'altra opzione terapeutica efficace consiste nell'inibire la produzione di estrogeni da parte dell'organismo con gli inibitori dell'aromatasi, come l'anastrozolo, il letrozolo o l'exemestane. Questi farmaci bloccano l'enzima aromatasi, responsabile della conversione degli ormoni precursori androgeni in estrogeni. Poiché la maggior parte degli estrogeni nelle donne in postmenopausa non viene più prodotta nelle ovaie, ma nel tessuto adiposo e nelle ghiandole surrenali, l'inibizione dell'aromatasi è un modo efficace per ridurre i livelli di estrogeni nell'organismo e rallentare la crescita dei tumori ormono-dipendenti.

Influenzando in modo specifico le vie di segnalazione ormonale, le terapie endocrine hanno migliorato in modo significativo la prognosi delle pazienti con tumore al seno ormono-dipendente. La combinazione di una precisa determinazione dello stato dei recettori ormonali e di approcci terapeutici personalizzati consente un trattamento preciso e adattato alle caratteristiche biologiche del tumore.

2.5.2. Progesterone e cancro al seno

Il progesterone è un altro ormone sessuale femminile che, insieme agli estrogeni, svolge un ruolo essenziale nella regolazione del tessuto della ghiandola mammaria. Mentre gli estrogeni sono responsabili della crescita e della proliferazione delle cellule della ghiandola mammaria nelle varie fasi del ciclo mestruale, il progesterone promuove la differenziazione di queste cellule e prepara il tessuto a potenziali gravidanze. Questa funzione fisiologica è strettamente legata alla regolazione ormonale ciclica dell'organismo femminile. Tuttavia, in alcuni casi il progesterone può anche promuovere la crescita delle cellule del cancro al seno attivando i recettori del progesterone.

L'effetto del progesterone è mediato da specifici recettori nucleari, i recettori del progesterone. Questi recettori appartengono alla famiglia dei recettori degli ormoni steroidei e sono localizzati all'interno dei nuclei cellulari. Non appena il progesterone si lega a questi recettori, vengono attivate diverse vie di segnalazione che influenzano sia la proliferazione che la sopravvivenza delle cellule. Gli studi hanno dimostrato che le cellule di cancro al seno positive al recettore del progesterone spesso esprimono anche recettori per gli estrogeni, poiché il recettore del progesterone stesso è regolato dagli estrogeni. Ciò significa che i tumori che presentano sia i recettori per gli estrogeni che quelli per il progesterone sono particolarmente sensibili ai cambiamenti ormonali e la loro crescita può essere influenzata in modo specifico da terapie che modulano gli ormoni.

L'attivazione dei recettori del progesterone può promuovere la crescita tumorale attraverso vari meccanismi. Una delle vie centrali è la regolazione dei geni del ciclo cellulare, che sono fondamentali per la divisione cellulare. Il progesterone può promuovere direttamente la crescita cellulare attivando i geni che accelerano la divisione cellulare. Allo stesso tempo, il progesterone influenza anche l'interazione tra le cellule tumorali e il loro microambiente, regolando le vie di segnalazione che influenzano i processi infiammatori e i fattori di crescita. In particolare, in combinazione con gli estrogeni, il progesterone può aumentare significativamente la crescita delle cellule del cancro al seno, poiché entrambi gli ormoni hanno un effetto sinergico sulla regolazione della proliferazione e della sopravvivenza cellulare.

Sulla base di queste scoperte, nelle forme di tumore al seno ormono-dipendenti si ricorre spesso alla terapia ormonale combinata per bloccare gli effetti degli estrogeni e del progesterone. Una delle strategie più importanti è l'uso di modulatori selettivi del recettore degli estrogeni, come il tamoxifene, che inibiscono l'effetto degli estrogeni sul tumore e l'ulteriore inibizione dell'effetto del progesterone. In alcuni casi, vengono utilizzati anche antagonisti puri del recettore del progesterone, che impediscono specificamente il legame del progesterone con il suo recettore. Un esempio di tale sostanza è il mifepristone, che in studi sperimentali ha dimostrato di inibire la crescita di cellule di cancro al seno positive al recettore del progesterone.

Un'altra strategia terapeutica fondamentale è l'uso di inibitori dell'aromatasi, che riducono la produzione di estrogeni. Poiché i recettori del progesterone sono spesso espressi in dipendenza diretta dagli estrogeni, una riduzione del livello di estrogeni porta contemporaneamente a una riduzione dell'effetto del progesterone. Questo approccio è particolarmente importante nelle donne in postmenopausa, poiché la sintesi di estrogeni avviene principalmente nel tessuto periferico e può essere efficacemente bloccata dagli inibitori dell'aromatasi.

Oltre alle classiche forme di terapia endocrina, sono in aumento gli approcci di ricerca volti a influenzare in modo ancora più specifico il ruolo del progesterone nella progressione del tumore al seno. Le terapie moderne stanno studiando, ad esempio, la combinazione di bloccanti ormonali con inibitori mirati delle vie di segnalazione attivate dal progesterone. Un approccio promettente è il blocco della via di segnalazione PI3K/AKT/mTOR, che è regolata dagli estrogeni e dal progesterone e svolge un ruolo chiave nella sopravvivenza cellulare delle cellule di cancro al seno. Gli studi clinici iniziali indicano che la combinazione della terapia endocrina con gli inibitori di mTOR può frenare ulteriormente la progressione dei tumori ormono-dipendenti.

Nel complesso, è chiaro che il progesterone svolge un ruolo importante nella regolazione del tessuto della ghiandola mammaria e nello sviluppo di forme di cancro al seno ormono-dipendenti. Mentre il blocco dei recettori degli estrogeni è una terapia standard consolidata, sono in aumento le ricerche su come l'effetto del progesterone possa essere inibito in modo specifico per rallentare la progressione della malattia.

2.5.3. Terapia ormonale e meccanismi di resistenza

Sebbene le terapie ormonali siano uno dei trattamenti più efficaci per il tumore al seno ormono-dipendente, molte pazienti sviluppano nel tempo una resistenza a queste terapie. Ciò rappresenta una sfida importante nel trattamento oncologico, poiché la resistenza significa che il tumore non risponde più al blocco delle vie di segnalazione ormonale e continua a crescere nonostante la terapia. I meccanismi che portano a questa resistenza sono complessi e sono attualmente oggetto di intensi studi per sviluppare nuove strategie terapeutiche per superare questo problema.

Una delle cause principali dello sviluppo della resistenza alla terapia ormonale è rappresentata dalle mutazioni del recettore degli estrogeni. In molti casi, tale resistenza è causata da mutazioni genetiche nel gene ESR1, che codifica per il recettore degli estrogeni. Queste mutazioni fanno sì che il recettore rimanga attivo anche in assenza di estrogeni e trasmetta continuamente alla cellula segnali che favoriscono la crescita. Ciò significa che, anche se la produzione di estrogeni dell'organismo viene soppressa dagli inibitori dell'aromatasi o i recettori degli estrogeni vengono bloccati dal tamoxifene, il tumore continua a crescere. Queste mutazioni si verificano con particolare frequenza nelle pazienti trattate a lungo con inibitori dell'aromatasi, il che indica che le cellule tumorali sviluppano meccanismi per aggirare la dipendenza dagli estrogeni esterni.

Un altro meccanismo di sviluppo della resistenza è l'attivazione di vie di segnalazione alternative che promuovono la crescita cellulare indipendentemente dagli estrogeni. Molte cellule tumorali possono adattarsi a una ridotta stimolazione ormonale utilizzando altre cascate di segnalazione che promuovono la crescita. Sono particolarmente comuni le alterazioni della via di segnalazione PI3K/AKT/mTOR, che svolge un ruolo centrale nella regolazione della sopravvivenza e della proliferazione cellulare. Mutazioni attive in PIK3CA, il gene per la subunità catalitica di PI3K, portano all'attivazione di questa via di segnalazione indipendentemente dagli estrogeni e promuovono ulteriormente la crescita tumorale. Questo è uno dei motivi per cui gli inibitori della via di segnalazione mTOR, come everolimus, vengono testati in combinazione con le terapie ormonali per superare la resistenza.

Anche la via di segnalazione FGFR, attivata dai fattori di crescita dei fibroblasti (FGF), può svolgere un ruolo nello sviluppo della resistenza. L'aumento dell'attivazione di questa via di segnalazione può portare le cellule del cancro al seno a crescere indipendentemente dai segnali del recettore degli estrogeni. Gli inibitori che bloccano la via di segnalazione FGFR- sono attualmente oggetto di studi clinici per verificarne l'efficacia in combinazione con le terapie ormonali.

Oltre alle alterazioni genetiche, anche i meccanismi epigenetici possono contribuire alla resistenza. L'alterazione della metilazione del DNA o la modifica degli istoni possono portare le cellule tumorali ad attivare strategie di sopravvivenza alternative, rendendole meno dipendenti dai segnali ormonali. I modulatori epigenetici, come gli inibitori dell'istone deacetilasi, sono quindi oggetto di studio come potenziali terapie di combinazione per eliminare l'adattabilità dei tumori resistenti.

Per superare questi complessi meccanismi di resistenza, la ricerca attuale si sta concentrando sempre più sulle terapie di combinazione che attaccano contemporaneamente diverse vie di segnalazione. Una strategia promettente è la combinazione di terapie ormonali con inibitori di CDK4/6 come palbociclib, ribociclib o abemaciclib. Questi farmaci inibiscono le chinasi ciclina-dipendenti 4 e 6, essenziali per la progressione del ciclo cellulare. Poiché molte cellule di cancro al seno ormono-dipendenti regolano la loro divisione cellulare tramite CDK4/6, la combinazione con la terapia ormonale può rallentare significativamente la crescita del tumore e contrastare lo sviluppo della resistenza.

Un altro approccio è la combinazione della terapia ormonale con l'immunoterapia, in particolare con gli inibitori del checkpoint immunitario. Il ruolo del sistema immunitario nello sviluppo della resistenza non è ancora del tutto chiaro, ma vi sono indicazioni che i tumori ormono-dipendenti possano diventare immunologicamente "invisibili" modulando il microambiente tumorale. Le immunoterapie contenenti inibitori di PD-1 o PD-L1 potrebbero riattivare il sistema immunitario e quindi creare un ulteriore livello di attacco contro il tumore al seno ormono-dipendente.

Un'altra strategia è l'inibizione mirata della segnalazione del recettore degli estrogeni mediante nuovi SERD (degradatori selettivi del recettore degli estrogeni), come l'elacestrant. A differenza del tamoxifene, che blocca il recettore, i SERD sono in grado di degradare specificamente il recettore e quindi di eliminarne completamente la funzione. Questi farmaci hanno dato risultati promettenti negli studi clinici e potrebbero rappresentare un'alternativa per le pazienti che non rispondono più alle terapie ormonali convenzionali.

Lo sviluppo della resistenza alle terapie ormonali è un problema complesso e dinamico che richiede un approccio multidisciplinare. Combinando i bloccanti ormonali con inibitori molecolari mirati, immunoterapie o modulatori epigenetici, si cerca di superare i meccanismi di sopravvivenza delle cellule tumorali e di mantenere l'efficacia del trattamento a lungo termine.

2.6. Cancro al seno negli uomini

Il tumore al seno negli uomini è una malattia rara ma grave che spesso viene diagnosticata solo in fase avanzata. Mentre il tumore al seno nelle donne è molto diffuso e oggetto di ricerche approfondite, negli uomini la malattia viene spesso trascurata o riconosciuta tardivamente perché c'è meno consapevolezza del rischio. Anche gli uomini hanno il tessuto della ghiandola mammaria che, in determinate condizioni, può degenerare e portare a tumori maligni. Sebbene il tumore al seno negli uomini rappresenti solo l'1% circa di tutti i casi di tumore al seno, la diagnosi precoce è fondamentale per la prognosi.

I fattori di rischio per il cancro al seno maschile sono diversi e per molti aspetti simili a quelli delle donne. Le predisposizioni genetiche giocano un ruolo importante, in particolare le mutazioni nei geni BRCA1 e BRCA2, che aumentano significativamente il rischio di cancro al seno anche nelle donne. Gli uomini con una mutazione BRCA2 hanno un rischio particolarmente elevato di sviluppare il cancro al seno. Anche i fattori ormonali, come un elevato livello di estrogeni, possono contribuire allo sviluppo della malattia. Questo può essere favorito da disturbi ormonali, malattie epatiche croniche, obesità o sindrome di

Klinefelter. L'esposizione prolungata a radiazioni nella zona del seno e una storia familiare di cancro al seno o alle ovaie sono ulteriori fattori di rischio.

I sintomi del tumore al seno nell'uomo sono simili a quelli della donna, ma spesso la malattia viene riconosciuta tardivamente perché gli uomini sono meno propensi a sottoporsi a regolari autoesami o a prendere sul serio i cambiamenti del seno. Un nodulo palpabile e indolore nel seno è il sintomo più comune. Altri segni possono essere una retrazione del capezzolo, secrezioni o alterazioni della pelle nella zona del seno. In alcuni casi, possono verificarsi anche dolore o indurimento. Poiché il seno maschile ha meno tessuto ghiandolare di quello femminile, i tumori tendono a diffondersi più rapidamente nel tessuto circostante, il che rende ancora più importante la diagnosi precoce.

La diagnosi si basa su una combinazione di esami clinici, mammografia, ecografia e, se necessario, una biopsia per l'analisi del tessuto tumorale. Poiché il tumore al seno è meno comune negli uomini, spesso la malattia non viene riconosciuta immediatamente, il che può portare a ritardi nella diagnosi. In alcuni casi, la malattia viene riconosciuta solo quando sono già presenti metastasi.

Il trattamento del tumore al seno maschile dipende dal tipo di tumore, dallo stadio della malattia e dalle caratteristiche biologiche del tumore. Poiché la maggior parte dei tumori al seno negli uomini cresce in modo ormono-dipendente, la terapia anti-ormonale svolge un ruolo centrale. Il tamoxifene, un modulatore selettivo del recettore estrogenico, viene spesso utilizzato per inibire la crescita del tumore. Negli stadi avanzati o in presenza di determinati profili tumorali, possono essere utilizzati inibitori dell'aromatasi o altre terapie endocrine. Gli interventi chirurgici, di solito sotto forma di mastectomia, sono il trattamento standard per rimuovere il tumore. A seconda dello stadio del tumore e delle caratteristiche biologiche, possono essere necessarie anche la radioterapia o la chemioterapia. Nel caso di tumori HER2-

positivi, si può ricorrere alla terapia anticorpale con trastuzumab (Herceptin) o altre sostanze mirate.

La prognosi del tumore al seno negli uomini dipende in larga misura dal momento della diagnosi. Poiché spesso la malattia viene riconosciuta solo in fase avanzata, la prognosi tende a essere peggiore rispetto alle donne. Tuttavia, il tasso di sopravvivenza a cinque anni è simile a quello delle donne con tumore al seno se la malattia viene individuata precocemente. Una migliore informazione sul rischio, in particolare per gli uomini con una storia familiare o una predisposizione genetica, potrebbe contribuire a garantire che la malattia venga riconosciuta prima e quindi trattata con maggiore successo.

Oltre alle cure mediche, il supporto psicosociale svolge un ruolo importante, poiché gli uomini affetti da tumore al seno si trovano spesso ad affrontare sfide particolari. La malattia è fortemente associata alle donne nella società, il che può portare a un senso di isolamento o stigmatizzazione. Condividere le esperienze con altri malati, sia in gruppi di auto-aiuto che attraverso il supporto psico-oncologico, può aiutare ad affrontare meglio la malattia.

***

Questo capitolo ha dimostrato che il cancro al seno è una malattia molto complessa, caratterizzata non solo da alterazioni genetiche, ma anche da influenze epigenetiche e ormonali. Una comprensione approfondita di questi meccanismi è essenziale per sviluppare terapie mirate e migliorare la prognosi delle pazienti colpite.

3. Diagnostica ed esami di follow-up

La diagnosi del tumore al seno si è notevolmente sviluppata negli ultimi decenni. Mentre in passato la diagnosi veniva spesso effettuata solo in fase avanzata, le moderne tecniche di imaging, le analisi dei tessuti e i test molecolari consentono una diagnosi precoce e una precisa caratterizzazione del tumore. Una diagnosi accurata è fondamentale per la scelta della migliore terapia possibile, poiché il tumore al seno non è una malattia uniforme, ma è costituito da diversi sottotipi con comportamenti e risposte diverse al trattamento.

Questo capitolo illustra i vari metodi di diagnosi del cancro al seno, la loro importanza e i progressi compiuti in questo settore.

3.1 Diagnosi precoce e procedure diagnostiche

La diagnosi precoce svolge un ruolo centrale nella lotta contro il tumore al seno, in quanto può riconoscere la malattia in una fase in cui il trattamento è particolarmente efficace. La diagnosi si basa su una combinazione di esami clinici, tecniche di imaging e analisi dei tessuti.

3.1.1. Esame clinico del seno

L'esame manuale del seno è uno dei metodi più antichi e semplici per rilevare le alterazioni del seno e da secoli viene raccomandato come tecnica primaria di autoesame. Anche se non è sufficiente per diagnosticare con certezza il cancro al seno, può comunque fornire informazioni preziose su eventuali alterazioni patologiche. Soprattutto per le donne che hanno familiarità con la struttura del proprio seno, l'autoesame regolare può aiutare a individuare precocemente cambiamenti insoliti. In molti casi, tuttavia, l'esame manuale non è abbastanza sensibile per rilevare tumori più piccoli o più profondi; quindi, deve essere integrato da moderne tecniche di imaging.

L'ideale sarebbe effettuare l'autoesame mensilmente, preferibilmente qualche giorno dopo le mestruazioni, quando il tessuto mammario è meno influenzato dagli ormoni e quindi più morbido. Le donne in post-menopausa possono stabilire un giorno fisso al mese per l'esame. L'obiettivo è quello di conoscere le condizioni normali del tessuto mammario, in modo da riconoscere più rapidamente nuovi cambiamenti insoliti. L'esame si svolge in due fasi: visivamente davanti a uno specchio e manualmente palpando il seno in piedi e sdraiato. L'intera regione del seno, comprese le ascelle, deve essere esaminata sistematicamente.

Le donne devono prestare particolare attenzione ai seguenti segnali:

- Noduli o lesioni di nuova comparsa che si separano dal tessuto circostante: Non tutti i noduli sono cancerosi, in quanto possono essere palpati anche cambiamenti innocui come cisti o fibroadenomi benigni. Tuttavia, il fattore decisivo è se il cambiamento è nuovo, ha una consistenza solida, è difficile da spostare o aumenta di dimensioni in un breve periodo di tempo. Tali noduli devono essere esaminati da un medico.

- Gonfiore o cambiamenti nella forma del seno: un'improvvisa asimmetria o un gonfiore insolito non legato al ciclo mestruale può indicare un cambiamento patologico.

- Retrazione della pelle o del capezzolo: una contrazione irregolare della pelle o un capezzolo retratto, che in precedenza aveva una forma normale, possono indicare una formazione tumorale sottostante. Questi cambiamenti sono spesso causati dalla crescita del tessuto tumorale, che distorce le strutture elastiche del tessuto.

- Arrossamento o cambiamenti infiammatori della pelle: un arrossamento improvviso, un surriscaldamento o un cambiamento simile alla buccia d'arancia nel seno possono indicare una forma infiammatoria di cancro al seno, soprattutto se non c'è un'altra causa riconoscibile come un'infezione.

- Secrezioni dal capezzolo, soprattutto se sanguinolente: La secrezione spontanea di liquido da un capezzolo, non correlata alla pressione o alla stimolazione, può indicare un'alterazione patologica dei dotti lattiferi. Le secrezioni sanguinolente o chiare provenienti da un solo capezzolo sono particolarmente sospette.

L'esame manuale da solo non è sufficiente a rilevare in modo affidabile tutti i tumori, poiché non tutti i tumori al seno sono palpabili. In particolare, piccoli tumori che si trovano ancora in profondità nel tessuto o carcinomi che non formano noduli solidi possono essere trascurati dalla palpazione. Pertanto, l'esame clinico del seno deve essere regolarmente integrato da procedure di imaging. Tra i metodi più importanti vi sono la mammografia, che svolge un ruolo centrale nella diagnosi precoce, e l'ecografia mammaria ad alta risoluzione, che rappresenta un'integrazione preziosa, soprattutto in caso di tessuto mammario denso. In caso di reperti anomali o di aumento del rischio di cancro al seno, si può ricorrere anche alla risonanza magnetica (RM) per visualizzare i cambiamenti in modo ancora più dettagliato.

I moderni programmi di screening si basano sempre più su una combinazione di diverse procedure diagnostiche per individuare il tumore al seno nella fase più precoce possibile. Sebbene l'autoesame rimanga un metodo semplice che può essere eseguito in qualsiasi momento per rilevare i cambiamenti, non sostituisce la visita medica o la diagnostica per immagini. La partecipazione regolare ai programmi di screening, adattati in base all'età e al profilo di rischio individuale, è fondamentale per il successo della diagnosi precoce del tumore al seno.

3.1.2. Screening mammografico

La mammografia è il metodo più importante e più utilizzato per la diagnosi precoce del cancro al seno. Si basa sull'uso di raggi X per produrre immagini dettagliate del tessuto mammario e visualizzare precocemente anche le più piccole alterazioni del tessuto. Questa procedura di imaging svolge un ruolo decisivo nella prevenzione del cancro, poiché in molti casi è in grado di rilevare i tumori in una fase molto precoce, spesso molto prima che un cambiamento sia percepibile alla palpazione del seno. La diagnosi precoce del tumore al seno migliora notevolmente le possibilità di guarigione, poiché i trattamenti in fase iniziale sono solitamente più efficaci e richiedono terapie meno invasive.

La mammografia offre diversi vantaggi fondamentali che la rendono una componente centrale della diagnosi precoce del tumore al seno. Uno dei vantaggi più importanti è la capacità di rilevare le microcalcificazioni, che spesso sono il primo segno di una forma precoce di cancro al seno, in particolare il carcinoma duttale in situ. Queste sottili calcificazioni nel tessuto mammario non sono visibili a occhio nudo e non possono essere percepite con un esame manuale. Tuttavia, l'imaging mammografico ad alta risoluzione consente di rilevare tali cambiamenti con elevata precisione e di valutarne il potenziale di rischio.

Un altro vantaggio significativo della mammografia è la sua elevata sensibilità, soprattutto nelle donne di età superiore ai cinquant'anni. In questa fascia d'età, il tessuto mammario è generalmente meno denso, il che significa che le immagini radiografiche sono più informative. In questo modo è più facile distinguere il tessuto sano dalle strutture potenzialmente tumorali. Gli studi hanno dimostrato che l'esecuzione regolare di mammografie in questa fascia di età può ridurre significativamente il rischio di morte per cancro al seno, in quanto i tumori possono essere individuati precocemente e trattati prima che si diffondano ulteriormente.

La mammografia consente inoltre di determinare con precisione lo stadio del tumore. Oltre a identificare il tumore stesso, la mammografia può essere utilizzata per valutare se il tumore è limitato a un'area specifica o se ci sono segni di diffusione ad altre strutture tissutali. Queste informazioni sono fondamentali per scegliere la migliore terapia possibile e aiutano a evitare trattamenti inutilmente aggressivi.

Nonostante i suoi numerosi vantaggi, la mammografia presenta anche alcuni limiti. Uno dei limiti maggiori riguarda la capacità di valutare il tessuto mammario nelle donne con un seno denso. Il tessuto mammario denso contiene una percentuale maggiore di tessuto ghiandolare e connettivo, che appare luminoso nelle immagini radiografiche, simile al tessuto tumorale. Questo può limitare la visibilità di piccoli tumori e ridurre il valore diagnostico dell'esame. Nelle donne con tessuto mammario denso può quindi essere necessario ricorrere a ulteriori procedure di imaging per consentire una diagnosi più accurata.

In questi casi, l'ecografia mammaria viene spesso utilizzata come esame aggiuntivo. L'ecografia ad alta risoluzione può aiutare a distinguere meglio le alterazioni del tessuto denso che sono sospette per la presenza di un tumore ed è una valida integrazione alla mammografia. Un'altra procedura utilizzata per alcune pazienti ad alto rischio è la risonanza magnetica (RM) del seno. La risonanza magnetica offre una sensibilità ancora maggiore rispetto alla mammografia e può fornire una diagnosi più accurata, soprattutto in caso di rischio genetico di cancro al seno o in donne con tessuto mammario denso.

Un altro aspetto che viene preso in considerazione nella discussione sulla mammografia è il rischio di risultati falsi positivi. In alcuni casi, alterazioni tissutali innocue o calcificazioni benigne possono essere classificate come sospette, portando a ulteriori misure diagnostiche come le biopsie. Anche l'esposizione alle radiazioni, bassa ma presente, è un fattore da tenere in considerazione, soprattutto in caso di utilizzo molto frequente. Tuttavia, i benefici della mammografia superano chiaramente i rischi potenziali, motivo per cui continua a svolgere un ruolo centrale come metodo standard per la diagnosi precoce del cancro al seno.

Lo sviluppo futuro della tecnologia mammografica si concentrerà sempre più sul miglioramento della qualità delle immagini e sulla riduzione delle incertezze diagnostiche. Le procedure di mammografia digitale con analisi computerizzata delle immagini e la tomosintesi 3D, che consente di ottenere immagini del seno strato per strato, rappresentano progressi promettenti. Anche l'uso dell'intelligenza artificiale per l'analisi automatizzata delle immagini è oggetto di intense ricerche e potrebbe aumentare ulteriormente l'affidabilità diagnostica in futuro.

Nel complesso, la mammografia rimane il metodo più importante per la diagnosi precoce del tumore al seno e negli ultimi decenni ha ridotto in modo significativo il tasso di mortalità tra le pazienti affette da cancro al seno. La sua combinazione con procedure di imaging complementari e tecnologie innovative contribuirà a migliorare ulteriormente l'accuratezza diagnostica in futuro e ad adattare le opzioni di trattamento per le pazienti in modo ancora più specifico ai profili di rischio individuali.

3.1.3. L'influenza delle protesi mammarie sulla diagnostica

Le protesi mammarie possono rendere più difficile la diagnosi del tumore al seno, in quanto possono influenzare la visibilità del tessuto mammario durante le procedure di imaging. Ciò può rendere più difficile l'individuazione dei tumori, soprattutto se la protesi si sovrappone al tessuto ghiandolare o impedisce una fluoroscopia sufficiente del seno. Questo è il caso in particolare delle protesi al silicone, che sono poco permeabili ai raggi X.

Nella mammografia, che è il metodo standard per la diagnosi precoce del cancro al seno, la presenza di protesi può portare a una valutazione limitata. Tecniche appositamente adattate, come la cosiddetta tecnica di Eklund, possono aiutare spostando il tessuto mammario in avanti e radiografandolo separatamente. Tuttavia, in alcuni casi la sensibilità dell'esame può essere ridotta, soprattutto se la protesi copre le parti posteriori del seno.

Oltre alla mammografia, si possono utilizzare altre tecniche di imaging come gli ultrasuoni o la risonanza magnetica (RM) per fornire una visualizzazione più dettagliata del tessuto mammario. La risonanza magnetica è considerata particolarmente sensibile e può rilevare i tumori anche in aree difficilmente visibili. Per questo motivo può essere un valido aiuto per le pazienti con protesi mammarie.

Un altro problema potenziale è che le protesi mammarie stesse possono provocare cambiamenti nel seno che si notano sulla diagnostica per immagini e che devono essere differenziati dai cambiamenti maligni. Incapsulazioni, rotture di impianti o accumuli di fluidi possono alterare l'immagine diagnostica e in alcuni casi portare a un'incertezza nella valutazione.

3.2 Importanza della diagnostica per immagini (mammografia, risonanza magnetica, PET-CT)

La diagnostica per immagini è una parte fondamentale della diagnostica del tumore al seno e viene utilizzata non solo per individuare il tumore, ma anche per valutarne accuratamente le caratteristiche. Le diverse procedure di imaging forniscono informazioni diverse, per questo motivo vengono spesso utilizzate in combinazione.

3.2.1. Mammografia

La mammografia è la procedura standard per la diagnosi precoce del tumore al seno ed è utilizzata in tutto il mondo come metodo comprovato per individuare i tumori al seno in una fase molto precoce. In molti Paesi è parte integrante dei programmi di screening nazionali, poiché gli studi hanno dimostrato che può ridurre significativamente la mortalità per cancro al seno. Le moderne tecniche di mammografia digitale hanno ulteriormente migliorato la qualità delle immagini e consentono diagnosi più accurate con una minore esposizione alle radiazioni. Gli sviluppi tecnologici in corso, come la mammografia digitale a tutto campo e la tomosintesi 3D, stanno ulteriormente ottimizzando la sensibilità della procedura, soprattutto in condizioni diagnostiche difficili.

Uno dei maggiori vantaggi della mammografia è la sua capacità di rilevare i tumori più piccoli o le microcalcificazioni. Le microcalcificazioni possono essere un segno precoce di cancro al seno, in particolare di carcinoma duttale in situ, una forma precoce della malattia che può manifestarsi senza sintomi visibili o palpabili. Poiché il tumore al seno spesso non provoca alcun sintomo nelle sue fasi iniziali, la mammografia consente di rilevarlo molto prima che una donna noti qualsiasi cambiamento nel suo seno. Ciò migliora notevolmente le possibilità di guarigione, poiché il trattamento nelle fasi iniziali è di solito più efficace e meno invasivo.

Un altro vantaggio della mammografia è la possibilità di esaminare entrambi i lati del seno. Poiché il tumore al seno può insorgere su uno o su entrambi i lati, la mammografia consente di esaminare contemporaneamente entrambi i seni per individuare alterazioni simmetriche o asimmetriche del tessuto. Questo è particolarmente importante perché alcune donne possono avere tumori bilaterali o i cambiamenti in un seno possono indicare un aumento del rischio nell'altro seno. La possibilità di analizzare entrambi i seni in parallelo migliora la certezza diagnostica e facilita una valutazione più precisa dei risultati.

La comparabilità con le immagini precedenti è un altro vantaggio decisivo della mammografia. Poiché il tessuto mammario può variare notevolmente da persona a persona e si modifica con l'età o con i cambiamenti ormonali, è particolarmente prezioso utilizzare le mammografie precedenti come riferimento. Questo confronto consente ai radiologi di riconoscere precocemente alterazioni minime e di distinguere meglio tra reperti innocui e potenzialmente maligni. Ciò consente di evitare biopsie inutili o ulteriori fasi diagnostiche invasive.

Nonostante le sue elevate prestazioni diagnostiche, la mammografia presenta anche alcuni limiti. Uno dei problemi principali è la sensibilità limitata nelle donne con tessuto mammario denso. Il tessuto mammario denso contiene più tessuto ghiandolare e connettivo, che appare luminoso nelle immagini a raggi X, simile al tessuto tumorale. Ciò può significare che i tumori di piccole dimensioni sono più difficili da individuare o sono nascosti nella struttura del tessuto denso. In questi casi, il valore diagnostico della mammografia può essere ridotto, per cui possono essere necessari altri metodi di esame come l'ecografia mammaria o la risonanza magnetica (RM).

Un altro svantaggio della mammografia è l'esposizione alle radiazioni. Sebbene la dose di radiazioni di una mammografia sia molto bassa e ben al di sotto delle soglie critiche, qualsiasi forma di radiazione a raggi X rappresenta una potenziale esposizione. Tuttavia, per le donne che si sottopongono regolarmente allo screening, il rischio di esposizione alle radiazioni è considerato basso, soprattutto se paragonato al beneficio della diagnosi precoce del tumore. I moderni sistemi di mammografia digitale funzionano inoltre con dosi di radiazioni ridotte per minimizzare l'esposizione.

La mammografia comporta anche il rischio di risultati falsi positivi o falsi negativi. I risultati falsi positivi si verificano quando un'alterazione innocua del tessuto viene classificata come sospetta e sono necessarie ulteriori misure diagnostiche che in seguito si rivelano inutili. Questi falsi allarmi possono essere emotivamente angoscianti per le pazienti e portare a biopsie o ulteriori indagini non necessarie. D'altra parte, esiste il rischio di risultati falsi negativi, in cui un tumore viene trascurato. Ciò può verificarsi in particolare nel caso di tessuto mammario denso o di alcuni tipi di tumori difficili da differenziare sulle immagini mammografiche.

3.2.2. Risonanza magnetica (RM) del seno

La risonanza magnetica del seno (RM) è una procedura di imaging altamente sensibile che viene spesso utilizzata in aggiunta alla mammografia, in particolare nelle donne con un rischio maggiore di cancro al seno o con un tessuto mammario denso. Fornisce un'immagine molto dettagliata del tessuto mammario e può rilevare tumori difficili da individuare con altri metodi. Grazie alla sua elevata sensibilità, la risonanza magnetica al seno viene utilizzata principalmente nelle donne con una predisposizione genetica al cancro al seno, ad esempio a causa di mutazioni nei geni BRCA1 o BRCA2, nonché per chiarire risultati poco chiari della mammografia o dell'ecografia.

Uno dei principali vantaggi della risonanza magnetica al seno è la sua sensibilità superiore rispetto alla mammografia. Poiché funziona senza raggi X, non si basa sulle differenze di densità del tessuto, ma sull'analisi dettagliata delle proprietà del tessuto e del flusso sanguigno. Ciò la rende particolarmente adatta a rilevare tumori piccoli o disomogenei, difficili da identificare nel tessuto mammario denso delle immagini mammografiche. Soprattutto per le donne giovani, il cui tessuto mammario è spesso più denso, la risonanza magnetica può essere un valido aiuto per la diagnosi precoce.

Un altro importante vantaggio della risonanza magnetica al seno è la mancanza di esposizione alle radiazioni. Mentre la mammografia funziona con i raggi X, la risonanza magnetica si basa su forti campi magnetici e onde radio che non generano radiazioni ionizzanti. Questo è particolarmente vantaggioso per le donne che devono essere sottoposte a esami regolari, ad esempio a causa di un rischio geneticamente elevato di cancro al seno. In questo gruppo di pazienti, spesso si raccomanda di iniziare la diagnosi precoce in giovane età, motivo per cui un metodo privo di radiazioni come la risonanza magnetica rappresenta un'alternativa sicura.

La risonanza magnetica al seno offre anche un rilevamento estremamente preciso delle dimensioni e dell'estensione del tumore. Ciò è particolarmente importante per pianificare operazioni o altre terapie. In molti casi, la risonanza magnetica consente di valutare con maggiore precisione se il tumore è limitato a una regione specifica o se è già cresciuto nel tessuto circostante. Anche i tumori multifocali o bilaterali, cioè i tumori presenti in diverse aree di un seno o in entrambi i seni, possono essere individuati meglio con la risonanza magnetica rispetto ad altre tecniche di imaging. Questo livello di dettaglio aiuta a determinare la strategia chirurgica ottimale e a evitare l'asportazione di tessuto non necessaria.

Tuttavia, nonostante i suoi vantaggi diagnostici, la risonanza magnetica mammaria presenta anche alcuni limiti. Uno dei maggiori svantaggi è il costo elevato e la disponibilità limitata. Rispetto alla mammografia, la risonanza magnetica è significativamente più costosa e richiede apparecchiature specializzate e personale medico qualificato per interpretare i complessi dati delle immagini. A causa di questi fattori, in genere non viene utilizzata come metodo standard per la diagnosi precoce del tumore al seno, ma è riservata a indicazioni speciali, come il chiarimento di risultati poco chiari o il monitoraggio di pazienti ad alto rischio.

Un altro problema della risonanza magnetica al seno è l'aumento del tasso di risultati falsi positivi. A causa della sensibilità estremamente elevata, anche le alterazioni benigne del tessuto possono essere classificate come sospette, il che può portare a biopsie non necessarie o a ulteriori esami. Questo può essere emotivamente angosciante per i pazienti e comportare interventi non necessari. Per migliorare l'accuratezza diagnostica, nella moderna risonanza magnetica si utilizzano sempre più spesso agenti di contrasto che aiutano a distinguere le alterazioni maligne da quelle benigne.

Inoltre, la risonanza magnetica al seno può essere scomoda per alcune pazienti a causa del tubo stretto e della durata dell'esame, che può arrivare fino a 40 minuti. L'esame può essere particolarmente impegnativo per le persone affette da claustrofobia. Anche le reazioni agli agenti di contrasto sono un possibile effetto collaterale, soprattutto nei pazienti con funzionalità renale compromessa, poiché l'agente di contrasto contenente gadolinio, utilizzato di frequente, può essere problematico in determinate condizioni.

Nonostante queste limitazioni, la risonanza magnetica mammaria rimane una valida integrazione alla mammografia, soprattutto per le donne a rischio genetico o con tessuto mammario denso. È anche uno strumento importante nella diagnostica preoperatoria per determinare l'esatta estensione del tumore.

3.2.3. Tomografia a emissione di positroni (PET-CT)

La PET-CT (tomografia a emissione di positroni combinata con la tomografia computerizzata) è una procedura di imaging all'avanguardia che svolge un ruolo particolarmente importante nella diagnosi del tumore al seno metastatizzato. Combina due potenti tecniche: la PET consente un'analisi dettagliata del metabolismo delle cellule tumorali, mentre la TC fornisce una precisa rappresentazione anatomica del tessuto. Questa combinazione permette di localizzare e caratterizzare con precisione i focolai tumorali e le metastasi che possono essere difficili da identificare con altri metodi.

1. Rilevamento di metastasi nelle ossa, nei polmoni o nel fegato: il tumore al seno ha una particolare tendenza a diffondersi in alcuni organi, soprattutto ossa, polmoni e fegato. La PET-CT è estremamente sensibile nel rilevare tali metastasi a distanza, in quanto è in grado di visualizzare le cellule tumorali metabolicamente attive in una fase precoce, spesso prima che i cambiamenti strutturali siano visibili nelle immagini convenzionali della TAC o della RM. Questo è particolarmente importante per determinare con precisione lo stadio del tumore e pianificare una terapia personalizzata.

2. Valutazione della risposta alla terapia: un'altra importante applicazione della PET-CT è la verifica dell'efficacia della terapia oncologica in corso. Mentre le tecniche di imaging convenzionali spesso richiedono settimane o mesi per mostrare una riduzione delle dimensioni del tumore dopo la chemioterapia o una terapia mirata, la PET-CT può rilevare i primi cambiamenti nel metabolismo delle cellule tumorali. Una diminuzione dell'attività metabolica all'interno dei focolai tumorali è un'importante indicazione che la terapia sta funzionando, mentre un'attività persistente può indicare resistenza. Ciò consente di adattare il trattamento in una fase precoce.

3. Differenziazione tra tessuto cicatriziale e tumore attivo: dopo una terapia o un intervento chirurgico di successo, può essere difficile distinguere tra il tessuto tumorale

residuo e il tessuto cicatriziale. Poiché il tessuto cicatriziale metabolicamente inattivo non mostra un aumento del metabolismo degli zuccheri, mentre le cellule tumorali attive continuano ad assorbire il glucosio, la PET-CT consente una differenziazione affidabile. Ciò è particolarmente importante dopo la radioterapia o la chemioterapia, per evitare procedure invasive o biopsie non necessarie.

La PET-CT consente di individuare precocemente le metastasi e spesso può rendere visibili i focolai tumorali prima che possano essere rilevati con le tecniche di imaging convenzionali. Permette di differenziare con precisione il tessuto tumorale attivo dal tessuto cicatriziale, il che è particolarmente importante dopo il trattamento. Un altro vantaggio è l'ottimizzazione delle decisioni terapeutiche su, in quanto i trattamenti inefficaci possono essere identificati e adattati in una fase precoce. La PET-CT consente inoltre di eseguire l'imaging del corpo intero, il che significa che è possibile registrare l'intera estensione della malattia e una valutazione più precisa della diffusione del tumore.

Nonostante le sue elevate prestazioni diagnostiche, la PET-CT presenta alcuni limiti. I costi elevati e la disponibilità limitata fanno sì che di solito venga utilizzata solo in casi specifici, come il cancro al seno metastatizzato o ricorrente. Possono verificarsi risultati falsi positivi, poiché non solo le cellule tumorali, ma anche le infiammazioni o le infezioni possono presentare un aumento dell'attività metabolica e quindi falsare il risultato. Anche l'esposizione alle radiazioni è un fattore rilevante, in quanto sia la PET che la TC utilizzano radiazioni ionizzanti, che devono essere tenute in considerazione, soprattutto in caso di esami ripetuti.

Con l'ulteriore sviluppo delle tecniche di imaging molecolare, la PET-CT viene sempre più integrata con traccianti più specifici che mirano a determinati marcatori tumorali. Nuovi traccianti PET che si legano specificamente ai recettori ormonali (ER, PR) o ai tumori HER2-positivi potrebbero migliorare ulteriormente la diagnosi e il monitoraggio della terapia in futuro. L'uso di analisi delle immagini supportate dall'intelligenza artificiale promette inoltre una valutazione più precisa e più rapida delle immagini PET-CT, che potrebbe aumentare ulteriormente l'accuratezza diagnostica.

3.3 Campioni di tessuto e analisi molecolare del tumore

La diagnosi definitiva del tumore al seno richiede il prelievo e l'esame di campioni di tessuto, che possono essere ottenuti con diversi metodi di biopsia. L'aspirazione con ago sottile consente di prelevare singole cellule utilizzando un ago sottile, ma è utilizzata principalmente per la citologia a causa della quantità limitata di materiale cellulare. La biopsia a puntura è un metodo più preciso in cui un cilindro di tessuto viene rimosso con un ago cavo per eseguire un'analisi istologica più precisa. La biopsia sottovuoto consente di ottenere quantità maggiori di tessuto con una tecnica a pressione negativa, permettendo una valutazione più completa. In alcuni casi, viene eseguita una biopsia chirurgica in cui il tessuto sospetto viene completamente rimosso, soprattutto se è necessaria un'esclusione definitiva o un esame più completo.

Oltre all'esame istologico, l'analisi molecolare del tumore svolge un ruolo decisivo nella pianificazione della terapia. Lo stato dei recettori ormonali fornisce informazioni sulla crescita ormonodipendente del tumore, importante per la scelta della terapia endocrina. Lo stato HER2 determina se il tumore è HER2-positivo, il che consente una terapia mirata con farmaci anti-HER2. Inoltre, i profili di espressione genica, come Oncotype DX o MammaPrint, sono utilizzati per valutare il rischio individuale di recidiva del tumore e quindi supportare una decisione terapeutica personalizzata. Queste analisi molecolari sono fondamentali per la medicina di precisione e aiutano a evitare terapie inutili, sviluppando la strategia terapeutica ottimale per ogni paziente.

3.4 Biomarcatori ematici e biopsia liquida

I biomarcatori ematici svolgono un ruolo importante nel monitoraggio e nella valutazione dei progressi delle pazienti affette da tumore al seno. I marcatori tumorali CA 15-3 e CA 27-29 sono spesso utilizzati per monitorare la progressione, in particolare per controllare la risposta alla terapia o per individuare precocemente una possibile ricaduta della malattia. Anche l'antigene carcinoembrionale, in breve CEA, può essere elevato, in particolare nei tumori metastatici, e viene quindi utilizzato come marcatore supplementare per valutare la progressione della malattia.

La biopsia liquida è un metodo moderno e sempre più importante che consente di analizzare le cellule tumorali circolanti o il DNA tumorale direttamente da un campione di sangue. Il vantaggio di questa tecnica è che è minimamente invasiva e consente un monitoraggio continuo della malattia in tempo reale. Può essere utilizzata per la diagnosi precoce delle recidive, rilevando le più piccole quantità di DNA tumorale nel sangue anche prima che una recidiva diventi visibile attraverso le procedure di imaging. Inoltre, la biopsia liquida consente di adattare la terapia in modo mirato, identificando i cambiamenti genetici nel tumore che possono sviluppare resistenza a determinati farmaci. Ciò consente di ottimizzare il trattamento in una fase precoce per garantire la migliore efficacia possibile della terapia scelta. Questo metodo ha il potenziale per far progredire ulteriormente la medicina oncologica personalizzata, consentendo un monitoraggio dinamico e preciso della malattia.

3.5 Stadiazione e valutazione della prognosi individuale

La stadiazione e la valutazione personalizzata della prognosi sono ulteriori fasi della pianificazione del trattamento del tumore al seno.

La classificazione TNM è il sistema stabilito a livello internazionale per determinare lo stadio della malattia e si basa su tre criteri principali. Le dimensioni del tumore, indicate dallo stadio T, indicano la diffusione del tumore all'interno della mammella. Lo stato linfonodale, descritto dallo stadio N, indica se e quanti linfonodi sono interessati, il che è un importante indicatore del rischio di metastasi. Lo stato delle metastasi, ovvero lo stadio M, indica se le cellule tumorali si sono già diffuse in organi distanti come ossa, fegato, polmoni o cervello.

Oltre alla classificazione TNM, altri fattori biologici influenzano la decisione sul trattamento e la valutazione della prognosi. Lo stato dei recettori ormonali fornisce informazioni sul fatto che il tumore sia dipendente dagli estrogeni o dal progesterone, il che è importante per l'uso della terapia endocrina. Lo stato HER2 determina se il tumore è HER2-positivo e quindi idoneo alla terapia mirata con farmaci anti-HER2. I marcatori genetici e i test molecolari come Oncotype DX o MammaPrint consentono una valutazione personalizzata della prognosi e aiutano a determinare il rischio di recidiva. Questi fattori contribuiscono alla selezione della terapia ottimale per ogni paziente, consentendo una valutazione più precisa del decorso della malattia e dell'efficacia di specifiche strategie terapeutiche.

***

Questo capitolo mostra che la moderna diagnostica del tumore al seno va ben oltre la diagnostica per immagini convenzionale. La combinazione di tecniche di imaging, analisi dei tessuti e nuovi metodi basati sul sangue consente una diagnosi precisa e una gestione terapeutica personalizzata, che può migliorare ulteriormente le opzioni di trattamento per le pazienti colpite.

4. Strategie terapeutiche per una lunga sopravvivenza

Il trattamento del tumore al seno ha compiuto notevoli progressi negli ultimi decenni. Mentre in passato la diagnosi era spesso associata a una prognosi infausta, le moderne strategie terapeutiche consentono di controllare la malattia a lungo termine o addirittura di guarirla in molti casi.

Il tumore al seno è una malattia eterogenea che si comporta in modo diverso a seconda del sottotipo, dello stadio della malattia e delle caratteristiche individuali della paziente. Non esiste quindi una terapia universale, ma vari approcci terapeutici che vengono combinati singolarmente. Questi includono terapie sistemiche come la terapia ormonale, la chemioterapia e le terapie anticorpali mirate, trattamenti locali come la radioterapia e gli interventi chirurgici, nonché nuovi approcci immuno-oncologici.

Questo capitolo descrive le singole opzioni terapeutiche e spiega come utilizzarle nel contesto della sopravvivenza a lungo termine e della massima qualità di vita possibile.

4.1 Terapie di sistema: Terapia ormonale, chemioterapia, terapie mirate con anticorpi

Le terapie sistemiche sono trattamenti che agiscono non solo localmente sul tumore, ma in tutto l'organismo. Vengono utilizzate come terapia primaria, in aggiunta alla chirurgia o alla radioterapia, oppure per trattare stadi avanzati e metastatizzati.

4.1.1. Terapia ormonale

La terapia ormonale è una delle strategie di trattamento più importanti per i tumori al seno positivi ai recettori ormonali, poiché questi tumori dipendono dagli estrogeni e dal progesterone per crescere. Bloccando in modo specifico questi ormoni, è possibile limitare in modo significativo la crescita del tumore e ridurre il rischio di recidiva.

Esistono diversi approcci alla terapia ormonale, che vengono utilizzati a seconda dello stato menopausale e delle caratteristiche individuali della malattia. I modulatori selettivi del recettore degli estrogeni, come il tamoxifene, bloccano l'effetto degli estrogeni direttamente sul tumore, legandosi ai recettori degli estrogeni senza stimolarne la crescita. In questo modo si impedisce agli estrogeni dell'organismo di promuovere la crescita del tumore. Il tamoxifene è utilizzato soprattutto nelle pazienti in premenopausa, poiché rimane efficace anche in presenza di una produzione ovarica funzionante.

Gli inibitori dell'aromatasi, come il letrozolo, l'anastrozolo o l'exemestane, riducono i livelli di estrogeni inibendo l'enzima aromatasi, responsabile della conversione degli androgeni in estrogeni. Poiché dopo la menopausa le ovaie non producono quasi più estrogeni e la principale fonte di questo ormone è il tessuto adiposo periferico, gli inibitori dell'aromatasi sono particolarmente efficaci nelle donne in postmenopausa. La drastica riduzione della produzione di estrogeni priva il tumore della sua base ormonale per la crescita.

Gli analoghi del GnRH, come il goserelin o il leuprorelin, agiscono sopprimendo la funzione delle ovaie e riducendo così la produzione di estrogeni da parte dell'organismo. Questa terapia viene spesso utilizzata nelle donne in premenopausa, in particolare in combinazione con gli inibitori dell'aromatasi o il tamoxifene, per ottenere una soppressione ormonale il più possibile completa.

Poiché il rischio di recidiva dei tumori ormono-dipendenti persiste per molti anni, queste terapie ormonali vengono solitamente somministrate per lunghi periodi, da cinque a dieci anni. Svolgono un ruolo decisivo nella terapia adiuvante per ridurre al minimo il rischio di ricrescita del tumore e sono anche un'opzione importante nella situazione metastatica per rallentare la progressione della malattia.

4.1.2. Chemioterapia

La chemioterapia è uno dei metodi di trattamento sistemico più efficaci per il tumore al seno, ma a causa dei suoi potenziali effetti collaterali, viene utilizzata in modo selettivo e solitamente in casi specifici. Tipi di tumore particolarmente aggressivi, come il carcinoma mammario triplo negativo o HER2-positivo, nonché il carcinoma mammario metastatico, spesso rispondono bene alla chemioterapia, poiché queste cellule tumorali hanno spesso un alto tasso di divisione e sono quindi particolarmente sensibili alle sostanze citotossiche.

Gli agenti chemioterapici più comunemente utilizzati possono essere suddivisi in diversi gruppi. Le antracicline, come la doxorubicina e l'epirubicina, attaccano direttamente il DNA delle cellule tumorali inibendo la funzione della topoisomerasi II e causando così rotture del DNA. Di conseguenza, le cellule tumorali non possono più dividersi correttamente e alla fine subiscono la morte cellulare programmata. Per la loro efficacia, le antracicline sono spesso utilizzate in combinazione con altri farmaci citostatici, ma possono anche avere effetti collaterali cardiotossici, motivo per cui la durata della terapia e la dose cumulativa devono essere attentamente monitorate.

Un altro gruppo centrale è costituito dai taxani, che comprendono il paclitaxel e il docetaxel. Queste sostanze agiscono destabilizzando il citoscheletro delle cellule e bloccando così la divisione cellulare. Modificando la dinamica dei microtubuli, i taxani impediscono alle cellule tumorali di dividersi correttamente, portando così alla loro morte. I taxani sono particolarmente importanti nelle forme aggressive di cancro al seno e sono spesso combinati con antracicline o terapie mirate.

Gli agenti chemioterapici a base di platino, come il cisplatino e il carboplatino, sono particolarmente efficaci nei tumori con difetti nei meccanismi di riparazione del DNA, ad esempio nel cancro al seno triplo negativo con mutazioni BRCA. Questi farmaci causano legami incrociati all'interno del DNA che non possono più essere riparati dalle cellule tumorali, il che porta alla loro morte cellulare. Le terapie a base di platino si sono dimostrate promettenti, in particolare nelle pazienti con predisposizione genetica al cancro al seno.

La chemioterapia viene solitamente somministrata in cicli per consentire all'organismo di rigenerarsi tra un trattamento e l'altro. Un ciclo di terapia consiste in una o più somministrazioni di agenti chemioterapici in un determinato periodo di tempo, seguite da una fase di recupero. In questo modo è possibile massimizzare l'efficacia della terapia, mantenendo il più possibile sotto controllo gli effetti collaterali come la perdita di capelli, la nausea, l'immunosoppressione e l'affaticamento. La durata e il numero di cicli dipendono da vari fattori, tra cui la biologia del tumore, lo stadio della malattia e la tolleranza individuale del paziente.

Nonostante i suoi effetti collaterali potenzialmente gravi, la chemioterapia rimane un'opzione terapeutica essenziale per molte forme di tumore al seno. Gli approcci di ricerca si stanno sempre più concentrando sullo sviluppo di chemioterapie personalizzate, adattate alla firma molecolare del tumore, nonché su terapie di combinazione con farmaci mirati o immunoterapie per ottimizzare ulteriormente l'efficacia e ridurre gli effetti collaterali.

4.1.3. Terapie anticorpali mirate

Le terapie mirate sono una moderna strategia di trattamento che attacca specifiche proprietà biologiche delle cellule tumorali, risparmiando ampiamente le cellule sane. A differenza della chemioterapia convenzionale, che agisce su tutte le cellule in rapida divisione, i farmaci mirati sono progettati per bloccare determinate vie di segnalazione o influenzare strutture molecolari cruciali per la crescita e la sopravvivenza delle cellule tumorali.

Un esempio ben noto di terapia mirata di successo è il trattamento del tumore al seno HER2-positivo. Questi tumori sono caratterizzati dalla sovraespressione del recettore HER2, che accelera notevolmente la crescita cellulare e aumenta l'aggressività della malattia. Lo sviluppo di farmaci specifici mirati a HER2 ha migliorato significativamente la prognosi di questa forma di tumore al seno.

Trastuzumab, noto con il nome commerciale di Herceptin, è un anticorpo monoclonale che si lega direttamente al recettore HER2, bloccandone la segnalazione. Questo inibisce la crescita del tumore e rende le cellule tumorali più sensibili ad altre terapie. Trastuzumab si è dimostrato estremamente efficace sia nella malattia precoce che in quella metastatica ed è oggi una componente centrale del trattamento del tumore al seno HER2-positivo.

Il pertuzumab, noto come Perjeta, potenzia l'effetto del trastuzumab consentendo un doppio blocco delle vie di segnalazione di HER2. Mentre trastuzumab inibisce la segnalazione diretta di HER2, pertuzumab impedisce al recettore HER2 di interagire con altri recettori della stessa famiglia, in particolare HER3. Questa doppia inibizione ha dimostrato di poter frenare la crescita del tumore in modo ancora più efficace e, in particolare, in combinazione con trastuzumab e chemioterapia nella terapia neoadiuvante e metastatica, comporta un significativo miglioramento della prognosi.

T-DM1, noto anche come Kadcyla, è una combinazione innovativa di trastuzumab e di un agente chemioterapico. Questo coniugato anticorpo-farmaco combina il blocco mirato di HER2 con la chemioterapia somministrata direttamente nella cellula tumorale. Ciò significa che la sostanza tossica viene rilasciata solo nelle cellule che sovraesprimono l'HER2, risparmiando le cellule sane e riducendo gli effetti collaterali. T-DM1 viene utilizzato in particolare nei pazienti che hanno già ricevuto un pre-trattamento con trastuzumab e chemioterapia e mostrano ancora una progressione della malattia.

Queste terapie mirate hanno migliorato significativamente la prognosi del tumore al seno HER2-positivo. Se in passato questo tipo di tumore era associato a una prognosi particolarmente sfavorevole, il trattamento mirato consente oggi un aumento significativo del tempo di sopravvivenza e un migliore controllo della malattia. La ricerca si sta concentrando sempre più sullo sviluppo di nuovi inibitori di HER2 e di terapie combinate per superare la resistenza e ottimizzare ulteriormente il trattamento.

4.2 La radioterapia e il suo ruolo nel carcinoma mammario metastatico

La radioterapia è una forma di trattamento localizzato che utilizza radiazioni ad alta energia per distruggere le cellule tumorali in modo mirato. Viene utilizzata in diverse situazioni, sia come misura complementare dopo l'intervento chirurgico sia per alleviare i sintomi in caso di malattia avanzata. Dopo la chirurgia conservativa del seno, la radioterapia viene utilizzata per eliminare le cellule tumorali rimaste nel tessuto mammario o nell'area circostante e per ridurre il rischio di recidiva. In questi casi, è una parte essenziale della terapia per migliorare il controllo a lungo termine della malattia.

Nel carcinoma mammario avanzato, la radioterapia è spesso utilizzata come trattamento palliativo, in particolare per alleviare il dolore o le complicazioni causate dalle metastasi. Ciò è particolarmente importante nel caso delle metastasi ossee, che possono causare forti dolori e rischi di fratture. La radioterapia mirata delle metastasi può rallentare o arrestare la crescita del tumore in questi siti, alleviando i sintomi e migliorando la qualità di vita della paziente.

Esistono diverse tecniche di radioterapia che vengono utilizzate a seconda della situazione della malattia e dell'obiettivo del trattamento. La radioterapia esterna è il metodo più comunemente utilizzato. Le radiazioni ad alta precisione sono dirette al tessuto tumorale dall'esterno per distruggere le cellule tumorali in modo mirato, risparmiando il più possibile i tessuti sani circostanti. I progressi della radioterapia, come la radioterapia a intensità modulata o la radioterapia guidata dalle immagini, consentono un dosaggio ancora più preciso e una riduzione degli effetti collaterali.

Un metodo alternativo è la brachiterapia, in cui una sorgente di radiazioni viene introdotta direttamente nel tessuto tumorale. Questa tecnica consente di irradiare in modo mirato una dose elevata direttamente nell'area del tumore, senza gravare troppo sui tessuti sani circostanti. La brachiterapia è utilizzata in particolare per alcune forme di cancro al seno precoce, come parte della radioterapia parziale accelerata del seno.

La radioterapia si è affermata come una delle forme più efficaci di trattamento localizzato nella moderna oncologia. Viene personalizzata per il paziente e spesso combinata con altre forme di terapia come la chirurgia, la chemioterapia o la terapia ormonale per ottenere i migliori risultati possibili.

4.3 Misure chirurgiche per la progressione avanzata della malattia

La chirurgia svolge un ruolo fondamentale nel trattamento del tumore al seno ed è l'opzione terapeutica più importante, soprattutto nelle fasi iniziali. Consente di asportare il tessuto tumorale e contribuisce in modo significativo alle possibilità di guarigione. A seconda delle dimensioni del tumore, dello stadio della malattia e dei fattori di rischio individuali, sono disponibili diverse tecniche chirurgiche, che vengono scelte in base alla situazione.

La terapia conservativa del seno, nota anche come nodulectomia o resezione segmentaria, è una procedura chirurgica in cui il tumore viene rimosso insieme a un margine di sicurezza, mentre il resto del seno viene conservato. Questo metodo è particolarmente indicato per i tumori di piccole e medie dimensioni e di solito è associato alla radioterapia post-operatoria per ridurre al minimo il rischio di ricrescita del tumore.

La mastectomia può essere necessaria in caso di tumori più grandi o di fattori di rischio sfavorevoli. Si tratta di asportare l'intera mammella per garantire la completa rimozione del tumore. Questo metodo è spesso utilizzato per le pazienti con una predisposizione genetica, come le mutazioni BRCA1 o BRCA2, o per i tumori multifocali. In molti casi c'è la possibilità di ricostruire il seno immediatamente o in un secondo momento, utilizzando protesi o tessuto autologo, per tenere conto degli aspetti estetici e psicologici della paziente.

Un'altra parte importante della terapia chirurgica è la dissezione dei linfonodi ascellari. Poiché il tumore al seno può diffondersi attraverso il sistema linfatico, i linfonodi vengono rimossi dall'ascella per determinare se le cellule tumorali si sono già diffuse. In molti casi si esegue prima una biopsia del linfonodo sentinella, in cui viene rimosso ed esaminato solo il primo linfonodo nell'area di drenaggio del tumore. Se questo non è interessato, si può omettere un'asportazione linfonodale più estesa per evitare complicazioni post-operatorie come il linfedema.

La chirurgia può essere utilizzata anche in modo palliativo in alcuni casi di tumore al seno metastatizzato per alleviare i sintomi. È il caso, ad esempio, di un tumore di grandi dimensioni che provoca dolore o ulcere o di metastasi nei tessuti molli o nelle ossa che devono essere rimosse chirurgicamente per migliorare la qualità di vita della paziente.

Oggi il trattamento chirurgico del tumore al seno è personalizzato per la paziente ed è spesso combinato con altre forme di terapia come la radioterapia, la terapia ormonale o la chemioterapia per ottenere il miglior risultato possibile. I progressi della chirurgia onco-plastica e delle tecniche minimamente invasive consentono di preservare al meglio la funzione e l'estetica del seno, garantendo al contempo la sicurezza dell'asportazione del tumore.

4.4 Terapie combinate e approcci terapeutici personalizzati

La combinazione di diverse forme di trattamento si è dimostrata particolarmente efficace nella terapia del cancro al seno, in quanto utilizza diversi punti di attacco al tumore e riduce al minimo il rischio di recidiva. Gli approcci terapeutici multimodali di solito combinano chirurgia, chemioterapia e radioterapia per ottenere la massima efficacia. Questo approccio integrativo consente di colpire il tumore tenendo conto delle esigenze individuali della paziente.

Una parte importante di questo approccio è la terapia neoadiuvante, che viene effettuata prima dell'intervento chirurgico per ridurre il tumore. Ciò facilita l'asportazione chirurgica, può consentire la chirurgia conservativa del seno e fornisce informazioni preziose sulla risposta del tumore al trattamento. Soprattutto per le forme aggressive di tumore al seno, come il tumore al seno triplo negativo o HER2-positivo, si ricorre alla chemioterapia neoadiuvante o alla combinazione con terapie mirate per ottenere i migliori risultati terapeutici possibili.

La terapia adiuvante viene utilizzata dopo l'intervento chirurgico per eliminare eventuali cellule tumorali residue e ridurre il rischio di recidiva. A seconda della biologia del tumore, si ricorre a chemioterapia, radioterapia, ormonoterapia o terapie mirate. Questa strategia personalizzata consente un controllo a lungo termine della malattia e migliora notevolmente le possibilità di guarigione.

Negli ultimi anni la medicina personalizzata ha assunto un'importanza sempre maggiore, in quanto viene adattata alle caratteristiche molecolari e genetiche del tumore. I moderni metodi di analisi consentono di identificare le alterazioni genetiche e i biomarcatori specifici, permettendo di selezionare in modo mirato i farmaci ottimali. Test molecolari come Oncotype DX o MammaPrint aiutano a determinare il rischio di recidiva e a evitare una chemioterapia non necessaria. In particolare, le terapie mirate rivolte a HER2, ai recettori ormonali o alle mutazioni nei geni di riparazione del DNA, come BRCA1 o BRCA2, hanno ampliato notevolmente le opzioni di trattamento.

4.5 Immunoterapia e nuovi sviluppi della medicina oncologica

L'immunoterapia sta rivoluzionando il trattamento del cancro attivando il sistema immunitario dell'organismo per combattere le cellule tumorali.

4.5.1. Inibitori del checkpoint

Gli inibitori del checkpoint sono una forma innovativa di immunoterapia che riattiva il sistema immunitario dell'organismo per attaccare specificamente le cellule tumorali. La via di segnalazione PD-1/PD-L1, che normalmente serve a prevenire una risposta immunitaria eccessiva e a proteggere le cellule dell'organismo dagli attacchi autoimmuni, svolge un ruolo chiave in questo caso. Molte cellule tumorali utilizzano questo meccanismo esprimendo il recettore PD-L1 e sopprimendo così in modo specifico la risposta immunitaria.

Pembrolizumab, noto con il nome commerciale di Keytruda, è un anticorpo monoclonale che blocca la proteina PD-1 e quindi neutralizza l'inibizione delle cellule immunitarie. Ciò determina un aumento dell'attività delle cellule T contro le cellule tumorali, consentendo al sistema immunitario di combattere il tumore in modo più efficace.

Pembrolizumab si è dimostrato particolarmente efficace nel carcinoma mammario triplo negativo, una forma aggressiva di tumore che spesso presenta un alto tasso di mutazioni e una maggiore espressione di PD-L1. In combinazione con la chemioterapia, l'immunoterapia ha dimostrato di migliorare significativamente le possibilità di sopravvivenza delle pazienti con tumore al seno triplo negativo avanzato o metastatizzato.

Gli inibitori del checkpoint rappresentano un promettente progresso nella terapia oncologica personalizzata e potrebbero svolgere un ruolo ancora più importante nel trattamento del tumore al seno in futuro, soprattutto in combinazione con altre terapie mirate o chemioterapie per superare la resistenza e migliorare ulteriormente l'efficacia del trattamento.

4.5.2. Vaccini antitumorali e terapie cellulari

I vaccini antitumorali e le terapie cellulari sono ulteriori approcci innovativi nella moderna oncologia che mirano ad attivare specificamente il sistema immunitario contro le cellule del cancro al seno. Mentre le terapie antitumorali tradizionali, come la chemioterapia o la radioterapia, hanno un effetto non specifico e possono danneggiare sia le cellule sane che quelle tumorali, queste nuove strategie utilizzano la precisione del sistema immunitario per eliminare in modo specifico le cellule maligne.

I vaccini personalizzati a base di mRNA contro il cancro al seno sono un'area di ricerca promettente. Questi vaccini si basano sulla stessa tecnologia dei vaccini a mRNA contro il COVID-19 e sono progettati per sensibilizzare in modo specifico il sistema immunitario agli antigeni tumorali. Le informazioni genetiche delle cellule tumorali vengono introdotte nell'organismo sotto forma di mRNA, consentendo alle cellule immunitarie di riconoscere e combattere specifiche proteine tumorali. Poiché i tumori del cancro al seno presentano un elevato grado di variabilità genetica, sono in corso ricerche su vaccini individualizzati che tengano conto delle mutazioni specifiche della paziente su, consentendo così una risposta immunitaria su misura. Gli studi clinici iniziali stanno dando risultati promettenti, in particolare in combinazione con le immunoterapie esistenti, come gli inibitori del checkpoint.

Un altro approccio promettente è la terapia con cellule T CAR, attualmente in fase di sperimentazione per il trattamento mirato delle cellule tumorali. Questa terapia si basa sulla modifica genetica dei linfociti T dell'organismo, che vengono alterati in modo tale da poter riconoscere e attaccare specifiche cellule tumorali. Mentre le cellule CAR-T sono già state approvate per alcuni tumori del sangue come la leucemia e il linfoma, il loro uso nei tumori solidi come il cancro al seno è ancora oggetto di intensa ricerca. Una sfida consiste nell'identificare strutture bersaglio specifiche sulle cellule del cancro al seno che non si trovino anche sulle cellule sane, al fine di ridurre al minimo gli effetti collaterali indesiderati. I progressi nella manipolazione delle cellule e le nuove molecole bersaglio, come HER2 o altre proteine specifiche del tumore, potrebbero migliorare ulteriormente l'efficacia di questa terapia in futuro.

I vaccini antitumorali e le terapie cellulari hanno il potenziale per cambiare radicalmente il trattamento del cancro al seno. Attivando il sistema immunitario e colpendo le cellule tumorali, potrebbero generare risposte immunitarie a lungo termine e ridurre il rischio di recidiva. Nei prossimi anni, ulteriori studi clinici mostreranno come queste terapie innovative possano essere integrate nelle strategie di trattamento esistenti per migliorare ulteriormente la prognosi delle pazienti affette da cancro al seno.

4.5.3. Terapie a bersaglio molecolare

Le terapie a bersaglio molecolare sono farmaci altamente precisi che attaccano punti deboli specifici delle cellule del tumore al seno per inibire la loro crescita e allo stesso tempo risparmiare ampiamente le cellule sane. Queste terapie si basano sull'identificazione di cambiamenti molecolari nel tumore e consentono un trattamento personalizzato.

Gli inibitori della PARP, sviluppati specificamente per le pazienti affette da carcinoma mammario BRCA-mutato, rappresentano un significativo progresso nella terapia mirata del cancro al seno. Le mutazioni di BRCA1 e BRCA2 compromettono la capacità delle cellule di riparare i danni al DNA, lasciando le cellule tumorali affidate a meccanismi di riparazione alternativi. Gli inibitori di PARP, come olaparib, bloccano l'enzima poli(ADP-ribosio) polimerasi (PARP), che svolge un ruolo centrale nella riparazione del DNA. Questa inibizione provoca l'accumulo di danni al DNA nelle cellule tumorali, che alla fine porta alla morte cellulare. Questa opzione terapeutica si è dimostrata particolarmente efficace nel carcinoma mammario metastatizzato e triplo-negativo con mutazioni BRCA e offre una promettente alternativa o integrazione alla chemioterapia.

Un'altra importante molecola bersaglio nella terapia del cancro al seno è la via di segnalazione CDK4/6, che svolge un ruolo centrale nella regolazione del ciclo cellulare. Gli inibitori di CDK4/6, come palbociclib, ribociclib e abemaciclib, bloccano le chinasi ciclina-dipendenti 4 e 6, fondamentali per la progressione del ciclo cellulare nelle cellule di cancro al seno positive ai recettori ormonali. Inibendo queste chinasi, si blocca la crescita incontrollata delle cellule tumorali. In combinazione con la terapia endocrina, come gli inibitori dell'aromatasi o il fulvestrant, questi inibitori hanno migliorato significativamente le opzioni di trattamento del carcinoma mammario avanzato positivo ai recettori ormonali e hanno allungato il tempo di progressione della malattia.

Le terapie a bersaglio molecolare hanno rivoluzionato il trattamento del tumore al seno e consentono una terapia più precisa e personalizzata. La ricerca si sta concentrando sempre più su ulteriori bersagli molecolari per superare la resistenza e sviluppare nuove strategie terapeutiche per le forme aggressive di cancro al seno. In futuro, approcci combinati con immunoterapia, modificatori epigenetici o altri inibitori mirati potrebbero migliorare ulteriormente l'efficacia di queste terapie.

***

Il cancro al seno è oggi più curabile che mai. La combinazione di approcci terapeutici sistemici, locali e innovativi consente a molte pazienti di sopravvivere a lungo con un'elevata qualità di vita.

Il futuro risiede nella medicina personalizzata, che consente terapie su misura grazie ai test genetici. I progressi dell'immunoterapia e della ricerca sul cancro offrono nuove speranze alle pazienti con tumore al seno avanzato o metastatizzato.

5. Cancro al seno cronico - vivere con la malattia

In molti casi, il tumore al seno è oggi considerato una malattia curabile se viene riconosciuto e trattato precocemente. Tuttavia, esiste un gruppo significativo di pazienti che convivono con un tumore al seno cronico, soprattutto se la malattia è metastatizzata, cioè si è già diffusa ad altri organi. Se in passato il tumore al seno metastatizzato era associato a una breve aspettativa di vita, le moderne terapie hanno migliorato significativamente la prognosi di molte pazienti.

Per queste donne sta emergendo una nuova realtà: Il cancro al seno è una malattia cronica, paragonabile al diabete o all'ipertensione. Non si tratta più solo di una cura, ma di un controllo della malattia, spesso per molti anni. Questo comporta sfide particolari, sia a livello medico che psicologico e sociale.

Questo capitolo esamina come si può controllare il tumore al seno metastatico, quali strategie esistono per la gestione a lungo termine e quale ruolo svolgono gli esami regolari e la gestione degli effetti collaterali.

5.1 Cosa significa cancro al seno metastatizzato ma controllato?

Il cancro al seno metastatizzato si verifica quando le cellule tumorali si sono diffuse dal seno ad altri organi attraverso il flusso linfatico o sanguigno. Le sedi più comuni di metastasi sono le ossa, che sono le più frequentemente colpite, seguite da polmoni, fegato e cervello.

Queste metastasi a distanza si verificano quando le cellule tumorali lasciano l'ambiente del tumore originario, entrano in circolo e si insediano in altri tessuti, dove possono formare nuovi focolai tumorali.

Solo pochi decenni fa, le metastasi significavano quasi sempre un'aspettativa di vita molto limitata. Tuttavia, grazie ai progressi della medicina, sono oggi disponibili numerose opzioni terapeutiche che consentono di controllare il tumore per lunghi periodi di tempo. Le moderne terapie mirate, le immunoterapie, i trattamenti ormonali e la chemioterapia hanno contribuito a far sì che il tumore al seno metastatico sia sempre più considerato una malattia cronica con cui molte pazienti possono convivere per anni.

Il termine "carcinoma mammario metastatico controllato" descrive una condizione in cui il tumore non continua a crescere, a diffondersi o addirittura a ridursi sotto terapia. Questo risultato può essere ottenuto attraverso diverse strategie di trattamento.

Le terapie mirate attaccano specifiche caratteristiche molecolari delle cellule tumorali e ne inibiscono la crescita. Le terapie ormonali bloccano l'effetto degli estrogeni o del progesterone se il tumore cresce in modo ormono-dipendente. Le chemioterapie distruggono le cellule tumorali in rapida divisione, mentre le immunoterapie attivano il sistema di difesa dell'organismo per combattere le cellule tumorali. In molti casi, queste forme di trattamento vengono combinate per ottenere il miglior controllo possibile della malattia.

Oltre alle terapie sistemiche, anche le misure locali come la radioterapia o gli interventi chirurgici svolgono un ruolo importante, soprattutto se le metastasi provocano sintomi gravi. Le metastasi ossee, ad esempio, possono essere trattate con una radioterapia mirata per alleviare il dolore e prevenire le fratture.

I nuovi approcci terapeutici, come la biopsia liquida, consentono un monitoraggio più preciso della malattia e permettono un adeguamento precoce della terapia in caso di resistenza.

La prognosi del tumore al seno metastatizzato è migliorata notevolmente negli ultimi anni grazie al continuo sviluppo delle opzioni terapeutiche. Sebbene in molti casi la malattia sia incurabile, le moderne terapie consentono un controllo a lungo termine della malattia e un'elevata qualità di vita per le pazienti colpite.

5.2. Tipi di controllo delle malattie

Il controllo del tumore al seno metastatico può assumere varie forme, a seconda di come il tumore risponde alla terapia.

Una remissione completa significa che non ci sono più cellule tumorali rilevabili nell'organismo. Ciò può essere confermato da procedure di imaging o analisi molecolari. Anche se in questo stato non viene rilevata alcuna attività tumorale visibile, è necessario sottoporsi a controlli regolari, poiché le cellule tumorali rimangono in uno stato inattivo e potrebbero riattivarsi in un secondo momento.

Una remissione parziale si ha quando il tumore si è ridotto significativamente durante il trattamento, ma è ancora presente. Ciò dimostra che il trattamento è efficace e che la crescita del tumore è stata contenuta, ma è necessario un monitoraggio attivo e una terapia continua.

Si parla di malattia stabile quando il tumore non continua a crescere sotto terapia e non si formano nuove metastasi. In questo stato, la malattia è sotto controllo: ciò significa che il tumore, pur essendo ancora presente nell'organismo, non progredisce attivamente. Questa condizione può essere mantenuta per molti anni e consente alle persone colpite di godere di un'elevata qualità di vita.

Grazie all'ulteriore sviluppo dei moderni approcci terapeutici, il tumore al seno metastatizzato è sempre più considerato una malattia cronica che può essere mantenuta stabile per lunghi periodi di tempo. L'obiettivo del trattamento è contenere la crescita del tumore, ridurre al minimo i sintomi e mantenere la massima qualità di vita possibile.

5. **Adattamento dell'organismo alla malattia e monitoraggio dei farmaci a lungo termine**

Il trattamento a lungo termine del tumore al seno metastatizzato richiede un continuo adattamento dell'organismo alla malattia. Mentre le decisioni sul trattamento acuto sono spesso al centro dell'attenzione nei primi mesi dopo la diagnosi, le pazienti e i medici devono sviluppare una strategia sostenibile per il controllo della malattia man mano che questa progredisce.

5.3.1. Opzioni terapeutiche a lungo termine

Il trattamento del tumore al seno metastatico si basa su diversi pilastri che vengono adattati individualmente alla natura biologica del tumore e al decorso della malattia. Una delle opzioni terapeutiche più importanti è la terapia ormonale, utilizzata per i tumori positivi ai recettori ormonali. Farmaci come gli inibitori dell'aromatasi, i modulatori selettivi del recettore degli estrogeni o gli analoghi del GnRH vengono utilizzati per inibire l'effetto degli estrogeni e del progesterone al fine di rallentare o arrestare la crescita delle cellule tumorali.

Le terapie mirate svolgono un ruolo fondamentale, soprattutto per i tumori con specifiche caratteristiche molecolari. I tumori HER2-positivi possono essere trattati con anticorpi come il trastuzumab (Herceptin) o il pertuzumab (Perjeta), che bloccano specificamente il recettore HER2 e quindi inibiscono la crescita del tumore. Per il tumore al seno ormono-dipendente con un alto tasso di divisione cellulare, sono disponibili inibitori di CDK4/6 come palbociclib, ribociclib o abemaciclib, che inibiscono la progressione del ciclo cellulare e quindi sopprimono la proliferazione delle cellule tumorali.

La chemioterapia viene utilizzata quando le altre opzioni non sono più sufficientemente efficaci. Attacca le cellule tumorali in rapida divisione e può anche consentire il controllo della malattia nei tumori aggressivi o in quelli che sono diventati resistenti ad altre terapie. I moderni regimi di chemioterapia sono spesso progettati per essere somministrati con il minor numero possibile di effetti collaterali, al fine di mantenere la qualità di vita del paziente.

I bifosfonati o il denosumab sono componenti terapeutici importanti per i pazienti con metastasi ossee, in quanto aiutano a stabilizzare la sostanza ossea e a ridurre il rischio di fratture o dolore. Questi farmaci inibiscono il riassorbimento osseo e aiutano a minimizzare gli effetti delle metastasi nell'apparato scheletrico.

Poiché il tumore al seno metastatizzato può essere controllato per lunghi periodi di tempo, molte pazienti assumono farmaci per anni. L'organismo può adattarsi alla terapia farmacologica, il che significa che può svilupparsi una resistenza. Le cellule tumorali sviluppano meccanismi per aggirare l'effetto terapeutico, il che può portare alla perdita di efficacia della terapia con il progredire della malattia. È quindi essenziale rivedere regolarmente la terapia e prendere in considerazione strategie di trattamento alternative in caso di segni di progressione o resistenza.

La ricerca continua e i nuovi approcci terapeutici, tra cui le immunoterapie, i test molecolari personalizzati e le terapie combinate, stanno migliorando le possibilità di controllare il tumore al seno metastatico a lungo termine.

5.3.2. Modifica della terapia in caso di progressione della malattia

Nonostante i progressi nel trattamento del carcinoma mammario metastatico, le cellule tumorali possono diventare resistenti ad alcune terapie con il progredire della malattia. Questo sviluppo di resistenza rappresenta una delle maggiori sfide nel trattamento a lungo termine e richiede un adattamento flessibile della terapia per mantenere il controllo della malattia. La modifica della terapia dipende dal decorso della malattia, dalla biologia molecolare del tumore e dalla risposta della paziente al trattamento precedente.

Un approccio frequentemente utilizzato è quello di cambiare la terapia ormonale, soprattutto nel carcinoma mammario positivo ai recettori ormonali. Se un tumore non risponde più a una particolare terapia ormonale, il passaggio dal tamoxifene agli inibitori dell'aromatasi o l'aggiunta di inibitori CDK4/6 può contribuire a prolungare l'efficacia del trattamento. Un'altra opzione è l'uso di downregolatori selettivi del recettore degli estrogeni, come fulvestrant, che può degradare il recettore degli estrogeni e quindi inibire ulteriormente la crescita del tumore.

In caso di carcinoma mammario HER2-positivo o di altre terapie mirate, può essere necessario passare a una classe di farmaci alternativa. Ad esempio, dopo il trattamento con trastuzumab, si può passare a T-DM1 (Kadcyla) o a nuovi inibitori di HER2 come trastuzumab deruxtecan per rallentare la progressione della malattia. In alcuni casi, una combinazione di diverse terapie mirate è utile anche per aggirare la resistenza.

Se le terapie mirate o ormonali non sono più sufficientemente efficaci, spesso si passa alla chemioterapia. Questa può essere effettuata come monoterapia o in combinazione con altri agenti. La chemioterapia è un'opzione terapeutica essenziale, in particolare per il tumore al seno triplo negativo o per la malattia molto avanzata. Per combattere le cellule tumorali resistenti si utilizzano spesso farmaci a base di platino o taxani.

Le terapie combinate sono sempre più utilizzate per superare la resistenza. Queste includono, ad esempio, la combinazione della terapia ormonale con gli inibitori di CDK4/6 per controllare più efficacemente la crescita del tumore. Anche la combinazione dell'immunoterapia con la chemioterapia si è dimostrata promettente, in particolare nel tumore al seno triplo negativo.

La decisione di cambiare terapia si basa su regolari controlli di imaging e analisi molecolari che mostrano se il trattamento attuale è ancora efficace. Le moderne procedure diagnostiche, come la biopsia liquida, consentono inoltre di riconoscere precocemente i cambiamenti molecolari e di adattare la terapia prima che si verifichi una progressione visibile della malattia.

5.4 Importanza dei controlli regolari

Il controllo della malattia a lungo termine nel carcinoma mammario metastatizzato richiede un monitoraggio continuo per valutare il successo della terapia e reagire tempestivamente ai cambiamenti del decorso della malattia. Controlli regolari possono determinare se il trattamento è ancora efficace o se la terapia deve essere modificata.

Le procedure di imaging come la risonanza magnetica, la tomografia computerizzata o la PET-CT sono una componente centrale del monitoraggio. Questi metodi consentono una valutazione precisa della crescita del tumore e l'individuazione precoce di nuove metastasi. A seconda della situazione individuale, questi esami vengono eseguiti a intervalli regolari per documentare la progressione della malattia.

Inoltre, gli esami del sangue forniscono informazioni preziose sullo stato della malattia. Marcatori tumorali come il CA 15-3 o il CEA possono aiutare a valutare la risposta alla terapia o fornire indicazioni sulla progressione della malattia. Tuttavia, questi marcatori non sono significativi per tutti i pazienti, motivo per cui vengono sempre considerati in combinazione con altri metodi diagnostici.

Uno sviluppo innovativo nella diagnostica del cancro è la biopsia liquida, un metodo per analizzare il DNA tumorale circolante nel sangue. Questa tecnica consente di individuare precocemente le alterazioni genetiche del tumore e di identificare la potenziale resistenza alle terapie attuali. Di conseguenza, il trattamento può essere adattato in modo mirato anche prima che i cambiamenti del tumore possano essere rilevati dalla diagnostica per immagini.

Oltre agli esami tecnici, gli esami clinici rimangono essenziali. Gli esami medici aiutano a identificare precocemente gli effetti collaterali della terapia e a ottimizzare la qualità di vita della paziente. In particolare, sintomi come dolore, affaticamento o cambiamenti ormonali devono essere valutati regolarmente e trattati, se necessario, per ridurre al minimo l'impatto sulla vita quotidiana del paziente.

Il monitoraggio strutturato di questi diversi metodi diagnostici è fondamentale per reagire ai cambiamenti della malattia in una fase precoce. Combinando le procedure di imaging di, le analisi di laboratorio e gli esami clinici, la terapia può essere adattata individualmente per prevenire la progressione della malattia e mantenerla sotto controllo per lunghi periodi di tempo.

5. **Gestione degli effetti collaterali: gestione della stanchezza, della nausea, della perdita di capelli, della perdita ossea**

Il trattamento a lungo termine del tumore al seno metastatizzato è spesso accompagnato da effetti collaterali. Questi possono avere un impatto significativo sulla qualità della vita, per questo è importante una gestione mirata degli effetti collaterali.

5.5.1. Stanchezza (esaurimento cronico)

La stanchezza è uno degli effetti collaterali più comuni e penosi per le pazienti affette da tumore al seno, soprattutto durante e dopo una terapia sistemica come la chemioterapia, la terapia ormonale o la radioterapia. Si manifesta con una stanchezza fisica e mentale persistente che non può essere completamente alleviata dal sonno o dal riposo. Questa stanchezza cronica può compromettere in modo significativo la qualità della vita e avere un forte impatto sulla vita quotidiana delle pazienti.

Una delle misure più efficaci per migliorare la stanchezza è l'attività fisica leggera. L'esercizio fisico regolare, come la camminata, lo yoga dolce o esercizi fisioterapici mirati, può stabilizzare i livelli di energia, migliorare la circolazione e aumentare il benessere generale. Anche se all'inizio può sembrare controintuitivo, l'esercizio fisico moderato può contribuire a ridurre la stanchezza a lungo termine, mantenendo la forza muscolare e sostenendo il sistema immunitario.

Inoltre, una dieta adattata può contribuire a stabilizzare il bilancio energetico. Una dieta equilibrata con una quantità sufficiente di proteine, grassi sani e carboidrati complessi può aiutare a ridurre al minimo le fluttuazioni energetiche. È importante anche un'adeguata assunzione di liquidi, poiché la disidratazione può aumentare l'affaticamento. In alcuni casi può essere utile una consulenza nutrizionale per tenere conto delle esigenze individuali.

Oltre alle misure fisiche e nutrizionali, le strategie cognitive sono utili per affrontare meglio la fatica. Tra queste vi è una gestione consapevole del tempo, in cui le pause vengono pianificate in modo mirato per evitare un sovraccarico di lavoro. Dare priorità ai compiti e delegare le attività quotidiane può aiutare a utilizzare le riserve energetiche in modo più efficiente. Anche le tecniche di rilassamento, come gli esercizi di mindfulness o la meditazione, possono contribuire ad abbassare i livelli di stress e a ridurre la tensione mentale.

La fatica è un fenomeno complesso che può variare da persona a persona. È quindi importante che i pazienti sviluppino misure personalizzate insieme ai loro medici curanti per organizzare al meglio la loro vita quotidiana nonostante la fatica.

5.5.2. Nausea e perdita di appetito

La nausea è uno degli effetti collaterali più comuni e più stressanti della chemioterapia. Può essere innescata da un'irritazione diretta del tratto gastrointestinale, dall'attivazione del centro del vomito nel cervello o da un aumento del rilascio di alcune sostanze messaggere come la serotonina. Un trattamento e una prevenzione adeguati sono fondamentali per mantenere la qualità di vita durante la terapia e facilitare l'assunzione di cibo.

Una delle misure più efficaci contro la nausea indotta dalla chemioterapia è l'uso di antiemetici, cioè di farmaci per prevenire e trattare la nausea e il vomito. L'ondansetron, un antagonista dei recettori della serotonina, blocca l'effetto della serotonina nel centro del vomito del cervello ed è particolarmente efficace contro la nausea acuta. La metoclopramide, invece, favorisce lo svuotamento gastrico e agisce sia a livello centrale che periferico contro la nausea. Possono essere utilizzati anche altri principi attivi, come aprepitant o desametasone, in particolare nei casi di nausea ritardata o grave.

Oltre alle terapie farmacologiche, anche le misure dietetiche possono contribuire a ridurre la nausea. Pasti piccoli e frequenti con alimenti facilmente digeribili sono spesso meglio tollerati rispetto a porzioni abbondanti che potrebbero sovraccaricare lo stomaco. I cibi grassi, fortemente aromatizzati o molto dolci dovrebbero essere evitati per quanto possibile, mentre alimenti neutri come fette biscottate, riso o verdure cotte sono spesso meglio tollerati.

Si sono rivelati utili anche rimedi naturali come lo zenzero o il tè alla menta piperita. Lo zenzero ha un effetto antinfiammatorio e può alleviare la nausea rilassando i muscoli dello stomaco e favorendo la digestione. La menta piperita ha un effetto calmante sul tratto gastrointestinale e può contribuire a ridurre la nausea e la flatulenza.

Inoltre, misure di terapia psicologica e comportamentale come la distrazione, le tecniche di respirazione o la digitopressione possono contribuire ad alleviare la nausea. Alcuni metodi di rilassamento, come il rilassamento muscolare progressivo o la meditazione, possono aiutare a calmare il sistema nervoso autonomo e a ridurre la sensazione di nausea.

Poiché non tutti i pazienti rispondono allo stesso modo ai vari trattamenti, spesso è necessario personalizzare la terapia. La combinazione di farmaci, misure nutrizionali e naturali può aiutare a controllare al meglio i sintomi e a mantenere la qualità della vita durante la chemioterapia.

5.5.3. Perdita di capelli

La perdita dei capelli è uno degli effetti collaterali della chemioterapia più comuni ed emotivamente più dolorosi. Si verifica perché molti farmaci chemioterapici attaccano non solo le cellule tumorali ma anche le cellule sane a crescita rapida, come quelle dei follicoli piliferi. La perdita di capelli inizia spesso poche settimane dopo l'inizio del trattamento e può interessare i capelli del cuoio capelluto, le sopracciglia, le ciglia e i peli del corpo. Sebbene la perdita di capelli sia di solito temporanea e i capelli ricrescano una volta terminato il trattamento, può essere molto stressante dal punto di vista psicologico.

Un metodo comprovato per ridurre al minimo la perdita di capelli è l'uso di cuffie refrigeranti durante la chemioterapia. Queste speciali cuffie raffreddano notevolmente il cuoio capelluto durante l'infusione, provocando la costrizione dei vasi sanguigni del cuoio capelluto. Ciò significa che una minore quantità di agenti chemioterapici raggiunge i follicoli piliferi, riducendone i danni. Alcuni studi hanno dimostrato che le cuffie refrigeranti possono ridurre significativamente la perdita di capelli durante alcuni trattamenti chemioterapici. Tuttavia, non tutti i pazienti rispondono allo stesso modo e in alcuni casi può verificarsi una perdita parziale dei capelli nonostante il raffreddamento.

Per molti pazienti, le alternative cosmetiche come foulard, parrucche o berretti sono un modo per sentirsi a proprio agio con la perdita di capelli e mantenere il proprio aspetto. Le parrucche sono disponibili in vari modelli, da quelli in capelli umani a quelli in capelli sintetici di alta qualità che sembrano quasi indistinguibili dai capelli naturali. Alcune compagnie di assicurazione sanitaria del sito coprono almeno in parte il costo delle parrucche, consentendo ai pazienti di scegliere opzioni personalizzate.

Oltre alle soluzioni esterne, è importante affrontare la perdita dei capelli dal punto di vista emotivo. Molti pazienti optano per un taglio di capelli corto prima di iniziare la chemioterapia, per rendere la transizione meno brusca. Condividere le esperienze con altri malati, ad esempio nei gruppi di auto-aiuto, può aiutare ad affrontare i cambiamenti. Nella maggior parte dei casi, i capelli ricrescono dopo la fine del trattamento, anche se la consistenza e il colore possono cambiare leggermente all'inizio.

5.5.4. Perdita ossea (osteoporosi con terapia ormonale)

Molti farmaci contro il cancro al seno, in particolare gli inibitori dell'aromatasi e gli analoghi del GnRH, possono avere un effetto negativo sulla densità ossea riducendo i livelli di estrogeni.

Poiché gli estrogeni svolgono un ruolo decisivo nel metabolismo osseo, la loro carenza può portare a un aumento del riassorbimento osseo e aumentare il rischio di osteoporosi e fratture ossee. Ne sono particolarmente colpite le donne in postmenopausa o le pazienti che ricevono terapie ormonali modulanti per un lungo periodo di tempo. Le misure preventive sono quindi essenziali per mantenere la salute delle ossa ed evitare complicazioni a lungo termine.

Una strategia efficace per stabilizzare la sostanza ossea è l'assunzione di bifosfonati o denosumab. I bifosfonati, come l'acido zoledronico o l'alendronato, inibiscono l'attività degli osteoclasti che degradano l'osso e contribuiscono a rallentare il riassorbimento osseo. Il denosumab, un anticorpo monoclonale, blocca la via di segnalazione RANKL, responsabile del riassorbimento osseo, e offre un'alternativa efficace ai pazienti che non tollerano i bifosfonati. Entrambi gli agenti hanno anche l'ulteriore vantaggio di ridurre il rischio di metastasi ossee nel tumore al seno.

Oltre ai farmaci, gli integratori di vitamina D e calcio sono fondamentali per la salute delle ossa. La vitamina D favorisce l'assorbimento del calcio nell'intestino e contribuisce alla mineralizzazione delle ossa, mentre un apporto sufficiente di calcio è necessario per garantire la stabilità ossea. Poiché molte pazienti affette da tumore al seno presentano bassi livelli di vitamina D, spesso si raccomanda un'integrazione mirata per rallentare la perdita ossea.

Un altro fattore importante è l'esercizio fisico regolare, in particolare l'allenamento della forza. Gli esercizi di sostegno del peso, come l'allenamento della forza, la camminata o lo yoga, possono contribuire a rafforzare la struttura ossea e a ridurre il rischio di osteoporosi. Anche l'allenamento dell'equilibrio e gli esercizi di coordinazione possono essere utili per prevenire le cadute e quindi ridurre il rischio di fratture.

La combinazione di terapia farmacologica, assunzione mirata di nutrienti e attività fisica può ridurre efficacemente la perdita ossea nelle pazienti affette da tumore al seno. Anche la misurazione regolare della densità ossea (scansioni DXA) è una misura importante per riconoscere precocemente i cambiamenti e adeguare di conseguenza la terapia.

5. Aspetti psicosociali: Affrontare una diagnosi incurabile

Per molte pazienti, la diagnosi di tumore al seno metastatizzato è associata a un enorme stress psicologico. Il confronto con una malattia incurabile spesso scatena forti paure, insicurezze e stati depressivi. L'incertezza sul decorso della malattia, gli effetti del trattamento e i cambiamenti nella vita quotidiana possono avere un impatto significativo sulla stabilità emotiva. Oltre al trattamento fisico, anche la gestione psicologica è quindi di fondamentale importanza per mantenere il più possibile la qualità della vita.

Una delle misure di sostegno più importanti è l'assistenza psico-oncologica, che è specificamente progettata per aiutare i pazienti ad affrontare la diagnosi e le sfide emotive associate. Gli psico-oncologi offrono consulenza individuale per alleviare paure, preoccupazioni e sintomi depressivi. Grazie a tecniche terapeutiche come la terapia cognitivo-comportamentale, è possibile interrompere i cicli di pensiero negativi per consentire un approccio costruttivo alla malattia. Molte cliniche e centri oncologici offrono un supporto psico-oncologico come parte integrante della terapia oncologica.

Oltre al supporto professionale, le tecniche di mindfulness e di rilassamento possono aiutare a ridurre lo stress mentale. La meditazione, gli esercizi di respirazione e il rilassamento muscolare progressivo aiutano a ridurre i livelli di stress e a trovare un equilibrio interiore. Le tecniche di mindfulness aiutano i pazienti a concentrarsi sul momento presente e a non farsi sopraffare dalle paure del futuro. Anche le forme di espressione creativa, come la scrittura di un diario, la pittura o la musicoterapia, possono aiutare a elaborare le emozioni.

Il sostegno sociale svolge un ruolo fondamentale nell'affrontare la malattia. La socializzazione con la famiglia, gli amici o i gruppi di auto-aiuto può fornire un sollievo emotivo e impedire ai pazienti di sentirsi isolati. I gruppi di auto-aiuto permettono di condividere le esperienze con altri malati e di acquisire nuove prospettive per affrontare la malattia. I parenti possono contribuire ad alleviare la pressione psicologica fornendo un ambiente comprensivo e un sostegno pratico nella vita quotidiana.

Affrontare una malattia incurabile è una sfida individuale per la quale non esiste una soluzione universale. Con il tempo, alcuni pazienti sviluppano una nuova prospettiva di vita, ripensando le proprie priorità e cercando consapevolmente momenti di gioia e di realizzazione. I concetti palliativi non mirano solo ad alleviare i sintomi fisici, ma anche a rafforzare il benessere mentale e a consentire ai pazienti di condurre una vita il più possibile autodeterminata.

Una combinazione di cure psico-oncologiche, strategie di vita consapevole e supporto sociale può facilitare la gestione psicologica del tumore al seno metastatico. I futuri sviluppi della medicina integrativa potrebbero offrire approcci ancora più mirati per il supporto psicologico delle pazienti oncologiche, contribuendo così a migliorare la qualità della vita nonostante la diagnosi.

***

In molti casi, il tumore al seno metastatizzato è oggi una malattia cronica che può essere controllata per anni o decenni. Una combinazione di terapie moderne, controlli regolari e gestione mirata degli effetti collaterali può consentire a molti malati di condurre una vita lunga e sostanzialmente normale. Il supporto psicosociale svolge un ruolo altrettanto centrale della terapia medica.

6. Influenza della dieta e dello stile di vita sulla prognosi

La prognosi del tumore al seno non è influenzata solo da trattamenti medici come la chirurgia, la chemioterapia o la terapia ormonale, ma anche da fattori individuali legati allo stile di vita. Sebbene l'importanza della dieta, dell'esercizio fisico e della gestione dello stress in oncologia sia stata a lungo sottovalutata, i moderni studi scientifici dimostrano che questi fattori possono contribuire in modo decisivo a ridurre il rischio di recidiva, a migliorare il benessere generale e ad alleviare gli effetti collaterali della terapia.

Questo capitolo presenta le ultime scoperte scientifiche sui temi dell'alimentazione, dell'esercizio fisico, della gestione dello stress e dell'influenza dei fattori ambientali sulla prognosi delle pazienti affette da tumore al seno.

6.1 Raccomandazioni nutrizionali basate sull'evidenza: concetti antinfiammatori e antiossidanti

Il ruolo dell'alimentazione nel cancro è un argomento molto studiato e numerosi studi dimostrano che una dieta mirata può contribuire a migliorare la prognosi del cancro al seno. Tuttavia, non esiste un'unica "dieta del cancro", ma piuttosto modelli alimentari che hanno dimostrato di avere un effetto positivo sul decorso della malattia.

6.1.1. Alimentazione antinfiammatoria e cancro

L'infiammazione cronica svolge un ruolo significativo nella progressione di molti tumori, compreso il cancro al seno. Promuove la proliferazione cellulare, favorisce le metastasi e può compromettere l'efficacia di alcune terapie. Una dieta antinfiammatoria può contribuire a rallentare questi processi e a migliorare il benessere generale. Alcuni alimenti contengono sostanze bioattive che hanno un effetto antinfiammatorio e possono influire positivamente sulla progressione della malattia.

- Gli acidi grassi omega-3 sono noti per le loro forti proprietà antinfiammatorie e si trovano nei pesci grassi come il salmone, lo sgombro e le aringhe. Anche le fonti vegetali, come le noci, i semi di chia e i semi di lino, contengono acido alfa-linolenico, un precursore degli acidi grassi antinfiammatori omega-3. Questi acidi grassi agiscono riducendo la produzione di sostanze pro-infiammatorie. Questi acidi grassi agiscono riducendo la produzione di molecole pro-infiammatorie come le prostaglandine e le citochine.
- Le verdure a foglia verde, come spinaci, cavoli e broccoli, sono ricche di antiossidanti, sostanze fitochimiche e vitamine con effetti antinfiammatori. Le verdure crocifere, in particolare, contengono sulforafano, un composto che, secondo alcuni studi, ha un effetto di inibizione della crescita delle cellule tumorali.
- I frutti di bosco come mirtilli, lamponi e more contengono un'elevata concentrazione di polifenoli, tra cui antociani e flavonoidi. Questi composti bioattivi hanno forti proprietà antiossidanti e aiutano a neutralizzare i radicali liberi che possono favorire i processi infiammatori nelle cellule tumorali.
- È stato dimostrato che la curcuma, in particolare il principio attivo curcumina, ha proprietà antinfiammatorie e potenzialmente antitumorali. La curcumina può influenzare le vie di segnalazione coinvolte nella progressione tumorale e ridurre l'attività di mediatori infiammatori come **NF-κB**. La biodisponibilità della curcumina può

essere migliorata combinandola con il pepe nero (piperina).
- Noci e semi come mandorle, noci e semi di lino contengono preziosi acidi grassi insaturi, polifenoli e micronutrienti che hanno un effetto antinfiammatorio. I semi di lino sono anche una delle migliori fonti vegetali di lignani, un gruppo di fitoestrogeni che può avere potenziali effetti protettivi sui tumori ormono-dipendenti.

Grazie a una dieta antinfiammatoria mirata, i pazienti oncologici possono migliorare il loro benessere generale e ridurre l'impatto dell'infiammazione cronica sulla progressione della malattia. Sebbene l'alimentazione da sola non possa sostituire il trattamento del cancro, è sempre più considerata una misura di supporto che può essere integrata in una terapia olistica.

6.1.2. Antiossidanti e protezione cellulare

Lo stress ossidativo svolge un ruolo decisivo nello sviluppo e nella progressione del cancro. I radicali liberi generati dai processi metabolici, da fattori ambientali o da alcuni trattamenti possono danneggiare il DNA e causare mutazioni che favoriscono la crescita delle cellule tumorali. Gli antiossidanti agiscono come sostanze protettive neutralizzando i radicali liberi e limitando i danni alle cellule.

- La vitamina C è uno dei più noti antiossidanti ed è presente in abbondanza negli agrumi, nei peperoni e nei kiwi. Rafforza il sistema immunitario, favorisce la formazione del collagene e protegge le cellule dallo stress ossidativo.
- La vitamina E, contenuta in mandorle, avocado e semi di girasole, agisce come antiossidante liposolubile che

stabilizza le membrane cellulari e protegge dai danni ossidativi.

- Il selenio è un oligoelemento essenziale con proprietà antiossidanti presente nelle noci del Brasile, nel pesce e nei prodotti integrali. Contribuisce all'attività enzimatica che protegge le cellule dai radicali liberi ed è associato a una possibile riduzione del rischio di cancro.
- I carotenoidi, come il beta-carotene delle carote, il licopene dei pomodori o la luteina delle verdure verdi, hanno un forte effetto antiossidante e sono presenti in molti alimenti di origine vegetale. Proteggono le cellule dai danni al DNA e ne favoriscono la funzionalità.

Oltre a una dieta antiossidante, è importante anche ridurre o evitare gli alimenti potenzialmente cancerogeni.

- Le carni lavorate, come le salsicce o il prosciutto, contengono nitrosammine e altre sostanze cancerogene prodotte dai metodi di conservazione o dalla lavorazione industriale. Un consumo elevato di questi prodotti è associato a un aumento del rischio di cancro.
- Gli alimenti ad alto contenuto di zucchero possono aumentare i livelli di insulina e promuovere il rilascio di fattori di crescita come l'IGF-1 (fattore di crescita insulino-simile 1), che in alcuni studi sono stati collegati allo sviluppo del cancro. Una dieta ricca di zuccheri può anche promuovere processi infiammatori che possono influenzare la crescita dei tumori.
- I grassi industriali e i grassi trans, che si trovano nei cibi fritti e altamente lavorati e nelle margarine, aumentano l'infiammazione sistemica dell'organismo e possono danneggiare le membrane cellulari. Questi grassi sono sospettati di aumentare il rischio di varie malattie croniche, tra cui il cancro.

Una dieta consapevole e ricca di alimenti antiossidanti, evitando quelli potenzialmente dannosi, può servire come misura di supporto nella prevenzione e nel trattamento del cancro. Sebbene la dieta da sola non possa prevenire o curare il cancro, essa svolge un ruolo essenziale nel promuovere la salute generale e nel ridurre i fattori di rischio.

6.2 Importanza del peso corporeo: l'obesità come fattore di rischio

Il sovrappeso e l'obesità sono fattori di rischio comprovati per lo sviluppo e la progressione del tumore al seno. Numerosi studi hanno dimostrato che le donne con un indice di massa corporea (BMI) più elevato hanno un rischio maggiore di recidiva e una prognosi peggiore. Soprattutto dopo la menopausa, l'obesità è associata a una maggiore incidenza di cancro al seno e a un tasso di sopravvivenza inferiore. In breve, ciò è dovuto al fatto che il grasso corporeo in eccesso influenza i processi biologici che favoriscono la crescita del tumore.

Un meccanismo centrale è la produzione di estrogeni nel tessuto adiposo. Dopo la menopausa, gli estrogeni non vengono più prodotti principalmente nelle ovaie, ma sempre più nel tessuto adiposo attraverso la conversione degli androgeni in estrogeni. Un'elevata percentuale di grasso corporeo porta quindi a un aumento del livello di estrogeni, che può favorire la crescita dei tumori al seno ormono-dipendenti in particolare.

Inoltre, l'eccesso di tessuto adiposo provoca un'infiammazione cronica che favorisce ulteriormente la crescita tumorale. Le cellule grasse rilasciano messaggeri pro-infiammatori come l'interleuchina-6 (IL-6) e il fattore di necrosi tumorale-alfa (**TNF-α**), che portano a un aumento della proliferazione cellulare e a un'alterazione della risposta immunitaria. Questo stato infiammatorio permanente può facilitare lo sviluppo delle cellule tumorali e aumentare la loro resistenza alle terapie.

Un altro fattore è la resistenza all'insulina e l'aumento del rilascio di fattori di crescita come il fattore di crescita insulino-simile 1 (IGF-1). Le persone in sovrappeso hanno spesso livelli di insulina elevati perché il loro organismo deve produrre più insulina per garantire il normale utilizzo degli zuccheri nel sangue. Tuttavia, l'insulina e l'IGF-1 possono promuovere contemporaneamente la crescita delle cellule tumorali attivando le vie di segnalazione che favoriscono la divisione cellulare e le metastasi.

Un peso corporeo sano può essere raggiunto attraverso una combinazione a lungo termine di dieta equilibrata ed esercizio fisico regolare.

Una dieta consapevole può aiutare a ridurre gli alimenti ad alto contenuto calorico e a basso contenuto nutritivo. Evitare lo zucchero raffinato, i grassi saturi e gli alimenti altamente elaborati aiuta a stabilizzare i livelli di insulina e a ridurre l'infiammazione. Una dieta ricca di verdure, legumi, cereali integrali, grassi sani e proteine magre non solo favorisce la gestione del peso, ma fornisce anche nutrienti essenziali che rafforzano il sistema immunitario.

A lungo termine, le strategie sostenibili sono fondamentali per la gestione del peso. Le diete con drastiche restrizioni caloriche sono spesso inefficaci e possono portare alla perdita di massa muscolare o a un effetto yo-yo. Occorre invece cercare un cambiamento permanente della dieta che combini un sano apporto calorico con una distribuzione equilibrata dei macronutrienti.

6.3 Sport ed esercizio fisico: effetti positivi sul sistema immunitario e sul metabolismo

È stato dimostrato che un'attività fisica regolare ha un effetto positivo sulla prognosi del tumore al seno. Gli studi dimostrano che l'esercizio fisico può rallentare la progressione della malattia e ridurre il rischio di recidiva. Oltre ai benefici generali per la salute, l'esercizio fisico ha un effetto diretto sui processi biologici coinvolti nello sviluppo e nella progressione del cancro.

Un meccanismo chiave è la riduzione dell'infiammazione cronica. L'attività fisica porta a una riduzione delle citochine pro-infiammatorie, come l'interleuchina-6 (IL-6) e il fattore di necrosi tumorale alfa (**TNF-α**), che possono favorire la crescita tumorale. Modulando questi processi infiammatori, l'esercizio fisico contribuisce a inibire la proliferazione delle cellule tumorali.

L'esercizio fisico regolare migliora anche la regolazione dei livelli di zucchero nel sangue. L'obesità e una dieta squilibrata possono portare a un aumento dei livelli di insulina e IGF-1, che stimolano la crescita delle cellule tumorali. L'esercizio fisico aumenta la sensibilità all'insulina e aiuta a mantenere stabili i livelli di zucchero nel sangue, riducendo così la crescita cellulare mediata dall'insulina.

Un altro effetto importante è il rafforzamento della funzione immunitaria. L'esercizio fisico attiva le cellule immunitarie, come le cellule natural killer e i linfociti T, che possono riconoscere ed eliminare le cellule tumorali in modo più efficace. Il miglioramento della risposta immunitaria contribuisce a rallentare la crescita del tumore e a sostenere l'efficacia della terapia antitumorale.

I diversi tipi di esercizio hanno benefici diversi e devono essere adattati individualmente alle capacità e allo stato di salute del paziente.

L'allenamento di resistenza, come camminare, nuotare o andare in bicicletta, rafforza la funzione cardiovascolare, migliora l'apporto di ossigeno ai tessuti e contribuisce ad aumentare il livello generale di energia.

L'allenamento della forza, ad esempio con manubri leggeri o esercizi con il proprio peso corporeo, contribuisce al mantenimento dei muscoli. Soprattutto durante la terapia ormonale, che può essere associata alla perdita di densità ossea e alla perdita di massa muscolare, un allenamento mirato della forza è essenziale per mantenere la funzione fisica.

Lo yoga e il tai chi offrono una combinazione di movimento dolce e riduzione dello stress, che può avere un effetto positivo sul benessere generale e sul sistema immunitario. Questi metodi promuovono la consapevolezza del corpo, migliorano la flessibilità e possono contribuire ad alleviare gli effetti collaterali del trattamento del cancro, come la stanchezza o l'ansia.

Anche un esercizio fisico moderato di almeno 150 minuti a settimana, cioè circa 30 minuti per cinque giorni, può già avere un notevole effetto positivo sulla prognosi. Un'attività regolare non solo favorisce il controllo della malattia, ma migliora anche la qualità della vita, riduce gli effetti collaterali della terapia e contribuisce a una migliore stabilità fisica ed emotiva.

6.4 Importanza della gestione dello stress e della mindfulness

Lo stress cronico può indebolire il sistema immunitario e attivare processi ormonali che favoriscono la crescita dei tumori. Una pressione psicologica prolungata porta a un aumento del rilascio di ormoni dello stress come il cortisolo e l'adrenalina, che aumentano le reazioni infiammatorie, promuovono la proliferazione cellulare e possono compromettere la difesa immunitaria contro le cellule tumorali. Lo stress può anche favorire il rilascio di fattori di crescita come VEGF e IGF-1, che favoriscono l'angiogenesi del tumore e la progressione della malattia. Una gestione efficace dello stress è quindi una parte essenziale di uno stile di vita sano e può contribuire a migliorare la prognosi.

La meditazione e la formazione alla consapevolezza sono tecniche comprovate per ridurre lo stress e rafforzare la resilienza mentale. I metodi basati sulla mindfulness, come la Mindfulness-Based Stress Reduction, aiutano a superare gli schemi di pensiero negativi e a concentrarsi sul momento presente. Gli studi dimostrano che la meditazione regolare può ridurre l'ansia e aumentare il benessere.

Le tecniche di respirazione e il rilassamento muscolare progressivo sono altri metodi efficaci per ridurre le risposte fisiologiche allo stress. La respirazione profonda controllata può calmare il sistema nervoso attivando il sistema nervoso parasimpatico, che abbassa la pressione sanguigna e la frequenza cardiaca. Il rilassamento muscolare progressivo di Jacobson combina la tensione muscolare consapevole e il rilassamento per rilasciare la tensione fisica e promuovere la calma interiore.

Il sostegno sociale svolge un ruolo fondamentale per affrontare lo stress. La socializzazione con la famiglia, gli amici o i gruppi di auto-aiuto può ridurre lo stress emotivo e prevenire il senso di isolamento sociale. Parlare di paure e preoccupazioni aiuta ad alleviare la pressione psicologica, mentre sperimentare solidarietà e sostegno rafforza il benessere mentale.

A lungo termine, una combinazione di strategie mentali, fisiche e sociali può aiutare a ridurre lo stress e a rafforzare la resilienza interiore. Oltre ai tradizionali metodi di rilassamento, anche l'esercizio fisico, le attività creative o il tempo trascorso nella natura possono fungere da cuscinetto contro lo stress. L'integrazione di queste misure nella vita quotidiana può non solo migliorare la salute mentale, ma anche contribuire a rafforzare il sistema immunitario e a promuovere un controllo stabile delle malattie.

6.5 Fumo, alcol e fattori ambientali - influenza sulla prognosi

6.5.1. Fumo e cancro al seno

Sebbene il fumo sia principalmente associato al cancro ai polmoni, gli studi dimostrano che può aumentare il rischio di cancro al seno. Le donne con tumori positivi ai recettori ormonali sono particolarmente colpite, poiché il fumo influisce sul metabolismo ormonale e può ridurre l'efficacia di terapie ormonali come il tamoxifene o gli inibitori dell'aromatasi.

Il fumo di tabacco contiene sostanze cancerogene, tra cui idrocarburi policiclici aromatici e nitrosammine, che possono causare danni al DNA e promuovere una divisione cellulare incontrollata. Queste sostanze possono favorire il danno ossidativo nel tessuto mammario e contribuire allo sviluppo di mutazioni.

Un altro meccanismo è l'influenza sul metabolismo degli estrogeni. Il fumo può accelerare la degradazione degli estrogeni nel fegato e portare a una distribuzione non uniforme delle vie di segnalazione ormonale. Questo può portare a una crescita più aggressiva dei tumori ormono-dipendenti o a un più rapido sviluppo della resistenza alla terapia.

Il fumo peggiora anche la prognosi del tumore al seno già diagnosticato. Può ridurre l'apporto di ossigeno ai tessuti, aumentare i processi infiammatori e compromettere la guarigione delle ferite dopo l'intervento chirurgico o la radioterapia.

Smettere di fumare ha benefici significativi sia per la prevenzione del cancro che per la prognosi delle pazienti affette da tumore al seno. Gli studi dimostrano che il rischio di complicazioni dopo il trattamento del cancro è ridotto e il tasso di sopravvivenza globale è migliorato. Anche dopo una diagnosi di cancro, smettere di fumare può aumentare l'efficacia della terapia e ridurre il rischio di recidive o di secondi tumori.

6.5.2. Consumo di alcol e cancro al seno

Anche una quantità moderata di alcol può aumentare il rischio di cancro al seno, poiché l'alcol interferisce con vari processi ormonali e metabolici che possono favorire lo sviluppo e la progressione del cancro. Studi epidemiologici dimostrano che il consumo di una sola bevanda alcolica al giorno è associato a un aumento del rischio di cancro al seno. Il rischio aumenta con la quantità consumata, per cui un consumo regolare o elevato di alcolici aumenta ulteriormente il rischio di sviluppare la malattia.

Un meccanismo centrale è l'aumento dei livelli di estrogeni. L'alcol influenza la funzione epatica, responsabile della scomposizione degli ormoni. Ciò può far sì che gli estrogeni circolino più a lungo nell'organismo, favorendo così la crescita dei tumori ormono-dipendenti. Le donne con tumore al seno positivo ai recettori degli estrogeni, in particolare, possono quindi essere più sensibili agli effetti negativi dell'alcol.

Un altro fattore di rischio è rappresentato dai metaboliti cancerogeni prodotti durante la metabolizzazione dell'alcol. L'etanolo viene metabolizzato nel fegato in acetaldeide, una sostanza che può causare direttamente danni al DNA e compromettere la normale funzione cellulare. L'acetaldeide promuove inoltre processi ossidativi che accelerano l'invecchiamento delle cellule e aumentano la probabilità di mutazioni genetiche.

Inoltre, l'alcol può indebolire i meccanismi di disintossicazione dell'organismo, riducendo la capacità antiossidante e promuovendo i processi infiammatori. Questi fattori favoriscono la proliferazione cellulare e possono accelerare la progressione di un tumore già esistente.

Poiché esiste un legame tra il consumo di alcol e il rischio di cancro al seno, si consiglia alle donne - soprattutto a quelle con una storia familiare o già diagnosticata - di ridurre o evitare completamente il consumo di alcol. Chi consuma ancora alcol occasionalmente dovrebbe farlo con moderazione e optare preferibilmente per bevande a bassa gradazione.

6.5.3. Fattori ambientali e cancro al seno

I fattori ambientali svolgono un ruolo sempre più riconosciuto nello sviluppo e nella progressione del cancro. Alcune sostanze chimiche possono agire come interferenti endocrini, influenzando il sistema ormonale e aumentando così il rischio di cancro al seno. Anche l'esposizione a lungo termine all'inquinamento atmosferico e ad altre tossine ambientali può aumentare il rischio complessivo di cancro.

Molti prodotti chimici industriali, plastificanti, pesticidi e metalli pesanti contengono composti che agiscono come interferenti endocrini. Queste sostanze possono imitare o bloccare gli ormoni naturali dell'organismo, il che è particolarmente problematico nel caso di tumori ormono-dipendenti come il cancro al seno.

Gli interferenti endocrini più noti sono il bisfenolo A (BPA), presente negli imballaggi di plastica, e i residui di pesticidi negli alimenti convenzionali. Queste sostanze possono interferire con l'equilibrio ormonale, attivare i recettori degli estrogeni e quindi promuovere indirettamente la crescita dei tumori.

Per ridurre al minimo il rischio, si raccomanda di:

- Preferire gli alimenti coltivati con metodo biologico, in quanto contengono meno residui di pesticidi.

- Evitare le confezioni di plastica e le lattine rivestite per ridurre il contatto con il BPA e altri plastificanti.

- Utilizzate contenitori in vetro e acciaio inox invece che in plastica per la conservazione degli alimenti.

- Scegliere prodotti per la casa e cosmetici senza interferenti endocrini come parabeni e ftalati.

L'esposizione a lungo termine all'inquinamento atmosferico, in particolare al particolato (PM2,5), agli ossidi di azoto e agli idrocarburi policiclici aromatici, è sempre più associata a un aumento del rischio di cancro. Gli studi dimostrano che le persone che vivono in aree con alti livelli di inquinamento possono avere un rischio maggiore di cancro al seno.

Gli inquinanti atmosferici possono:

- Promuovono lo stress ossidativo e il danno al DNA.
- Intensificano i processi infiammatori dell'organismo che favoriscono la crescita del tumore.
- contengono metalli pesanti e tossine ambientali che possono alterare il sistema ormonale.

Misure come l'uso di filtri per l'aria interna, la permanenza in aree meno inquinate e la riduzione dell'esposizione ai gas di scarico delle automobili possono contribuire a ridurre l'inquinamento.

***

Uno stile di vita sano con una dieta antinfiammatoria, un regolare esercizio fisico, la gestione dello stress e l'evitamento dei fattori di rischio possono migliorare significativamente la prognosi del tumore al seno. Le pazienti dovrebbero attribuire a questi aspetti la stessa importanza della terapia medica, poiché possono contribuire attivamente a migliorare la qualità della vita e le possibilità di sopravvivenza a lungo termine.

7. Strategie psicologiche di coping

Una diagnosi di cancro ha un impatto profondo sulla vita delle persone colpite. Non cambia solo il corpo, ma anche l'esperienza emotiva, l'immagine di sé e la pianificazione del futuro. I pazienti con cancro cronico o metastatizzato, in particolare, si trovano ad affrontare una serie di sfide psicologiche. Ansia, incertezza, stati depressivi ed esaurimento emotivo sono frequenti compagni della malattia.

Nonostante i moderni progressi della medicina, il cancro rimane una malattia esistenzialmente minacciosa che deve essere superata non solo fisicamente ma anche mentalmente. La salute mentale gioca un ruolo decisivo nella qualità della vita e può persino avere un impatto sul decorso della malattia. Gli studi dimostrano che i pazienti con uno stato mentale stabile sono in grado di affrontare meglio lo stress della malattia, hanno maggiori probabilità di aderire ai piani di trattamento e forse migliorano la prognosi.

In questo capitolo vengono descritte in dettaglio le strategie di coping psicologico per fornire ai pazienti e ai loro familiari un supporto concreto.

7.1 Carico psicologico del cancro cronico

La diagnosi di cancro cronico o metastatizzato pone le persone colpite di fronte a un confronto con la malattia che dura tutta la vita. Mentre molte malattie mirano alla guarigione, in questi casi il cancro rimane spesso una sfida permanente che porta con sé oneri fisici, emotivi e sociali. Questa incertezza a lungo termine può portare a un notevole stress psicologico, che si manifesta in vari modi.

Uno degli stress più comuni è la paura della progressione o della ricaduta della malattia. L'incertezza di sapere se una terapia continuerà a funzionare o se si svilupperanno nuove metastasi può essere molto stressante e portare a una tensione permanente.

I lunghi e spesso faticosi periodi di terapia possono portare all'esaurimento emotivo. Le continue visite mediche, gli effetti collaterali e i trattamenti non lasciano il segno solo a livello fisico, ma hanno anche un impatto sulla capacità di recupero mentale.

Molti pazienti provano sentimenti di impotenza e di perdita di controllo, poiché spesso non sono in grado di influire sulla progressione della malattia. Questo può portare a una sensazione di impotenza, che rende difficile affrontare la situazione dal punto di vista psicologico.

I cambiamenti nell'immagine di sé sono particolarmente gravi. Gli effetti collaterali del trattamento del cancro, come la perdita di capelli, le cicatrici o la mastectomia, possono avere un impatto significativo sull'immagine corporea e sull'autostima. Guardarsi allo specchio diventa una sfida per molti, che devono fare i conti con una realtà fisica nuova e sconosciuta.

Esiste anche il rischio di isolamento sociale, poiché la partecipazione limitata alla vita professionale o quotidiana è spesso inevitabile. La malattia può portare a una riduzione dei contatti sociali perché i pazienti si ritirano dalla vita pubblica o sono meno attivi a causa della stanchezza e di altri effetti collaterali.

La reazione emotiva a una diagnosi di cancro è individuale e può cambiare nel corso della malattia. Mentre alcuni pazienti rimangono mentalmente stabili per un lungo periodo di tempo, altri sperimentano episodi depressivi o disturbi d'ansia. Il carico psicologico può fluttuare a fasi alterne, ad esempio nei momenti in cui si decidono le terapie, in seguito a risultati negativi degli esami o in caso di ricadute.

È essenziale non sottovalutare questi oneri e cercare un sostegno in una fase iniziale. Il supporto psico-oncologico può aiutare a elaborare le paure e a sviluppare strategie per affrontare le sfide emotive. La terapia di counseling, il training di mindfulness e il sostegno sociale di familiari, amici o gruppi di auto-aiuto svolgono un ruolo importante nel rafforzare la resilienza psicologica.

Ogni paziente affronta la diagnosi in modo diverso, ma l'accesso a servizi di supporto adeguati può aiutarlo a trovare un modo per convivere con la malattia senza che questa domini tutta la sua vita. Una consulenza psicologica a lungo termine può aiutare a concentrarsi sulla qualità della vita e a rafforzare le risorse individuali per condurre una vita soddisfacente nonostante la diagnosi.

7.2 Gestione dell'ansia e strategie contro gli stati depressivi

Per molte delle persone colpite, la diagnosi di tumore al seno comporta uno stress non solo fisico ma anche psicologico. L'ansia è una delle reazioni emotive più comuni alla malattia e può manifestarsi in forme diverse. Molte pazienti temono la progressione della malattia, il possibile dolore o gli effetti collaterali della terapia, mentre altre sviluppano una profonda paura esistenziale della morte. L'incertezza sull'ulteriore decorso della malattia può causare ulteriore stress e sentimenti di impotenza.

Oltre all'ansia, spesso si manifestano stati depressivi. I sentimenti di disperazione e sconforto possono oscurare la vita quotidiana e far perdere importanza agli interessi e alle attività precedenti. La perdita di piacere nelle cose di tutti i giorni ha un impatto significativo sul benessere emotivo e rende più difficile affrontare psicologicamente la malattia.

Diverse strategie possono essere utili per affrontare l'ansia. Una possibilità è quella di esaminare consapevolmente i pensieri negativi e sostituirli con prospettive più realistiche e costruttive. Questo può aiutare a ridurre i pensieri catastrofici e a concentrarsi sui problemi risolvibili. Anche le tecniche di respirazione e la meditazione sono metodi efficaci per calmare il sistema nervoso e alleviare i sintomi dell'ansia acuta. Regolari esercizi di mindfulness promuovono un senso di autocontrollo e aiutano a concentrarsi sul momento presente invece di essere sopraffatti dalle preoccupazioni per il futuro. Anche la consulenza terapeutica con psico-oncologi o psicoterapeuti può fornire un sostegno, aiutando a riflettere ed elaborare le paure. I colloqui con gli specialisti consentono di sviluppare strategie di coping e di affrontare attivamente lo stress emotivo.

In caso di umore depressivo, può essere utile mantenere una struttura quotidiana fissa per evitare di cadere nella disperazione. Routine chiare e obiettivi piccoli e raggiungibili aiutano a mantenere gradualmente la propria attività. Anche l'attività fisica svolge un ruolo fondamentale. Anche un esercizio fisico moderato può favorire il rilascio di endorfine e serotonina e alleviare i sintomi depressivi. È stato dimostrato che le passeggiate, l'attività sportiva leggera o le forme di esercizio dolce come lo yoga o il tai chi hanno un effetto positivo sull'umore. Anche i contatti sociali sono un fattore importante per affrontare la depressione. L'isolamento può esacerbare l'umore depressivo, mentre incontri regolari con la famiglia o gli amici forniscono un supporto emotivo e rafforzano la sensazione di legame. Se i sintomi depressivi persistono per un lungo periodo di tempo o sono gravi, è possibile richiedere un aiuto professionale. Nei casi più gravi, una combinazione di antidepressivi e psicoterapia può essere un'opzione ragionevole per ripristinare la stabilità mentale.

7.3 Gestire l'incertezza e le domande esistenziali

Una delle maggiori sfide per le pazienti affette da tumore al seno è l'incertezza sul futuro. Domande come l'ulteriore decorso della malattia, l'efficacia a lungo termine di una terapia o il tempo di vita rimanente possono causare un forte stress emotivo. Il desiderio umano di certezza è spesso messo in discussione dalla realtà del cancro.

Un modo per affrontare questa incertezza è concentrarsi consapevolmente sul presente. Concentrarsi consapevolmente sul momento presente può aiutare a ridurre l'ansia eccessiva per il futuro. Può essere rilassante concentrarsi su ciò che è possibile nel qui e ora, invece di lasciarsi guidare dalle preoccupazioni per gli sviluppi sconosciuti. Riconoscere consapevolmente le esperienze positive può anche aiutare a godere dei momenti belli della vita nonostante le incertezze. Alcuni pazienti trovano conforto nella contemplazione spirituale o filosofica, che si tratti di credenze religiose o di riflessioni personali sul significato della vita. Anche i colloqui con esperti come medici di cure palliative o psicologi possono aiutare a discutere apertamente le questioni esistenziali. A lungo termine, affrontare consapevolmente l'incertezza può aiutare a ridurre la paura del futuro e a sviluppare un maggiore senso di stabilità interiore.

Una rete sociale forte è di grande importanza per la salute mentale. Gli studi dimostrano che i pazienti oncologici che ricevono sostegno emotivo da familiari e amici soffrono meno di depressione e ansia e hanno una migliore qualità di vita. I parenti svolgono un ruolo cruciale fornendo sostegno emotivo, conforto e comprensione. Possono anche fornire un aiuto pratico nella vita quotidiana, ad esempio accompagnando il paziente alle visite mediche, aiutandolo nelle faccende domestiche o nella cura dei figli. Anche l'integrazione sociale è importante per evitare l'isolamento. Attività o conversazioni comuni possono aiutare a mantenere un senso di normalità.

Molti pazienti traggono beneficio anche dalla socializzazione con altri malati nei gruppi di auto-aiuto. Questi permettono di condividere esperienze sulle opzioni di trattamento e sulle strategie di coping e offrono un sollievo emotivo, in quanto la sensazione di non essere soli con la malattia può dare conforto. I gruppi di auto-aiuto possono anche essere una fonte di motivazione, soprattutto grazie al contatto con i sopravvissuti di lunga data che forniscono incoraggiamento e prospettive. Tali gruppi esistono in molti formati diversi, sia a livello locale che online. L'accesso a una comunità di sostegno può contribuire in modo significativo a gestire meglio lo stress emotivo e a condurre una vita soddisfacente nonostante la malattia.

L'incertezza è una condizione difficile da sopportare, ma fa parte della vita con una malattia cronica. Affrontarla consapevolmente può aiutare a ridurre l'ansia per il futuro.

7.4 Importanza del sostegno sociale di familiari e amici

Il sostegno sociale è uno dei fattori più importanti che influenzano la salute mentale. Studi scientifici dimostrano che i pazienti oncologici che dispongono di una solida rete sociale soffrono meno frequentemente di stati depressivi e disturbi d'ansia e hanno una qualità di vita complessivamente più elevata. La famiglia e gli amici intimi svolgono un ruolo centrale in questo contesto, fornendo sostegno a vari livelli.

Una delle forme di aiuto più importanti è il sostegno emotivo. L'ascolto empatico, l'offerta di conforto e la continua dimostrazione di comprensione contribuiscono in modo significativo a ridurre lo stress emotivo e ad aumentare il benessere soggettivo della persona colpita. È particolarmente importante che la persona colpita si senta presa sul serio e non lasciata sola.

Oltre all'assistenza emotiva, anche il sostegno pratico svolge un ruolo fondamentale. L'assistenza nella vita quotidiana, che si tratti di accompagnare la persona a visite mediche, di occuparsi delle faccende domestiche o di badare ai bambini, può dare un notevole sollievo alla persona colpita. Questo non solo riduce lo stress fisico e psicologico, ma aiuta anche la persona affetta da malattia a mantenere la propria autodeterminazione e autonomia.

Un altro aspetto fondamentale del sostegno sociale è la promozione dell'integrazione sociale. Una malattia grave può aumentare il rischio di isolamento sociale, soprattutto se la persona colpita si ritira per paura di essere stigmatizzata o per vergogna. Per contrastare questo fenomeno, è fondamentale che gli amici e i familiari facilitino attivamente le attività comuni, abbiano conversazioni regolari e diano alla persona colpita la sensazione di essere ancora percepita come un membro paritario dell'ambiente sociale. Un'interazione sociale continua può mantenere un senso di normalità e quindi contribuire alla stabilità psicologica.

7.5 Forme di terapia psico-oncologica e loro efficacia

La psico-oncologia è un settore specializzato che si occupa dell'elaborazione psicologica del cancro e dello stress ad esso associato. Poiché una diagnosi di cancro comporta non solo sfide fisiche ma anche notevoli sfide psicologiche, un supporto psicologico mirato è di grande importanza per superare paure, preoccupazioni e stress emotivo. Diversi approcci terapeutici si sono dimostrati efficaci nel sostenere i pazienti in questo processo.

Una componente importante degli interventi psico-oncologici è il supporto psicoterapeutico attraverso le terapie di conversazione. In questo contesto, i pazienti hanno la possibilità di verbalizzare le loro paure, preoccupazioni e pensieri stressanti in un ambiente protetto. Attraverso un sostegno empatico e discussioni terapeutiche strutturate, è possibile elaborare le emozioni stressanti e sviluppare nuove prospettive.

Un altro approccio terapeutico fondamentale è la terapia cognitivo-comportamentale. Questa mira a identificare ed esaminare i modelli di pensiero negativi e a sostituirli con prospettive più costruttive e utili. Di conseguenza, i pazienti possono imparare a sviluppare strategie di coping più attive e a influenzare positivamente il loro stato emotivo.

Anche le forme di terapia basate sulla mindfulness si sono dimostrate efficaci nel trattamento psico-oncologico. Questi approcci incoraggiano la concentrazione sul momento presente, spostando l'attenzione dalle preoccupazioni per il futuro o dai ricordi stressanti del passato a una consapevolezza più cosciente del qui e ora. Esercizi mirati di mindfulness possono ridurre l'esperienza dello stress e migliorare il benessere generale.

Per i pazienti che vivono la diagnosi o il percorso di cura come traumatico, può essere utile un intervento di terapia del trauma. In questi casi, sono disponibili metodi per aiutarli a elaborare le esperienze traumatiche e a raggiungere la stabilizzazione psicologica.

Molti pazienti traggono beneficio dal supporto psico-oncologico, sia in sessioni di consulenza individuali che di gruppo. Mentre le sessioni di terapia individuale forniscono un supporto personalizzato, le terapie di gruppo offrono l'opportunità di scambiare idee con altri pazienti, condividere esperienze e sperimentare il sostegno reciproco. Entrambi gli approcci aiutano a stabilizzare l'equilibrio emotivo e a rafforzare la resilienza nell'affrontare la malattia.

***

Il peso psicologico del cancro è notevole, ma esistono molte strategie comprovate per affrontare ansia, depressione e incertezza. Una combinazione di consulenza terapeutica, sostegno sociale e meccanismi di coping attivi può aiutare i pazienti a condurre una vita soddisfacente nonostante la malattia.

È importante non considerare l'aiuto psicologico come un segno di debolezza, ma come un valido supporto nel viaggio attraverso la malattia. Affrontando attivamente le sfide emotive, i malati possono migliorare significativamente la loro qualità di vita e mantenere la speranza e la fiducia nonostante la diagnosi.

8. Approcci terapeutici alternativi e complementari- opportunità e rischi

Mentre le terapie oncologiche convenzionali, come la chirurgia, la chemioterapia, la radioterapia e l'immunoterapia, si basano su prove scientifiche, esistono diversi approcci terapeutici alternativi e complementari che vengono utilizzati dalle pazienti affette da tumore al seno. Molte pazienti cercano metodi complementari per alleviare gli effetti collaterali dei trattamenti medici convenzionali, rafforzare il sistema immunitario o migliorare il loro benessere generale.

Tuttavia, è importante distinguere tra metodi complementari affidabili e metodi alternativi dubbi e potenzialmente dannosi. Mentre alcune misure complementari sono state studiate scientificamente e si sono dimostrate di supporto, ci sono molti metodi che non hanno effetti comprovati o addirittura interazioni pericolose.

Questo capitolo descrive quali misure complementari possono essere utili, quali rischi esistono e come i pazienti possono affrontare responsabilmente gli approcci terapeutici alternativi.

8.1 Differenziazione tra metodi complementari affidabili e metodi discutibili

Dopo la diagnosi di tumore al seno, molte pazienti cercano approcci terapeutici complementari che possano sostenere la loro guarigione e migliorare la loro qualità di vita. È essenziale fare una chiara distinzione tra i metodi complementari, che vengono utilizzati come complemento alle cure mediche convenzionali consolidate, e i metodi alternativi, che sono destinati a sostituire le cure mediche necessarie. Mentre le procedure complementari sono spesso basate sull'evidenza e hanno un effetto di supporto comprovato, molti metodi alternativi presentano un rischio considerevole, in quanto sono spesso pubblicizzati con promesse di guarigione infondate e possono ritardare o impedire completamente il trattamento medico necessario.

Gli approcci terapeutici complementari sono utilizzati in aggiunta alla terapia oncologica convenzionale e mirano ad alleviare gli effetti collaterali, ad aumentare il benessere generale o a ridurre lo stress psicologico. Non sono intesi come sostitutivi di un trattamento necessario dal punto di vista medico, ma come misure di supporto da utilizzare in consultazione con i professionisti medici che hanno in cura il paziente.

Esempi di metodi complementari sono l'agopuntura, utilizzata in particolare per ridurre la nausea indotta dalla chemioterapia, lo yoga e la meditazione, che possono avere un impatto positivo sulla gestione dello stress e sull'equilibrio emotivo. Anche il training di mindfulness può contribuire a migliorare la salute mentale, mentre l'uso mirato di preparati a base di erbe, come lo zenzero per alleviare la nausea, può essere utile sotto controllo medico. L'efficacia di molti metodi complementari è stata almeno in parte dimostrata da studi scientifici, motivo per cui possono essere considerati un'utile aggiunta alla terapia oncologica convenzionale.

Ciò contrasta con i cosiddetti approcci terapeutici alternativi, che propagandano un rifiuto totale delle terapie mediche consolidate e sono spesso pubblicizzati con affermazioni pseudoscientifiche o promesse di cura non comprovate. La decisione di rifiutare un trattamento necessario dal punto di vista medico a favore di questi metodi può comportare notevoli rischi per la salute e in molti casi peggiorare drasticamente il decorso della malattia.

Una caratteristica dei metodi alternativi dubbi è la promessa di una cura completa senza bisogno di interventi chirurgici, chemioterapia o radioterapia. Inoltre, le procedure mediche convenzionali sono spesso presentate come dannose o puramente motivate economicamente, mentre allo stesso tempo vengono avanzate richieste finanziarie elevate per i trattamenti dubbi. Un altro segnale di allarme dei metodi dubbi è la mancanza di trasparenza sugli ingredienti o sulle procedure utilizzate, nonché il deliberato rifiuto delle prove scientifiche e degli studi medici.

Alcuni metodi alternativi particolarmente pericolosi includono la cosiddetta terapia con vitamina B17, che utilizza l'amigdalina o il laetrile per combattere il cancro, sebbene la loro efficacia non sia provata e vi siano effetti potenzialmente tossici.

Altrettanto problematica è la "medicina" basata sulla teoria, non dimostrata, che il cancro sia causato esclusivamente da conflitti psicologici irrisolti e che quindi non richieda un trattamento medico. In molti casi, questi approcci portano le persone colpite a rinunciare a un trattamento efficace, riducendo in modo significativo le loro possibilità di sopravvivenza.

Anche le cosiddette diete antitumorali, che si basano su restrizioni estreme e promettono una guarigione solo attraverso cambiamenti nella dieta, non hanno alcuna prova scientifica e possono addirittura causare danni alla salute a causa della malnutrizione.

La decisione a favore di un trattamento complementare dovrebbe sempre essere presa in stretta consultazione con l'oncologo curante, non solo a causa dei numerosi ciarlatani presenti in questo settore.

8.2 La medicina vegetale e le sue interazioni con le terapie antitumorali

L'erboristeria è una delle più antiche tradizioni mediche ed è stata parte integrante della pratica terapeutica in molte culture per migliaia di anni. L'uso di principi attivi di origine vegetale svolge un ruolo importante anche nella medicina moderna, poiché molti farmaci utilizzati oggi hanno origine da sostanze vegetali. Questo vale in particolare per alcuni agenti chemioterapici che vengono estratti direttamente dalle piante o sintetizzati sulla base di strutture molecolari vegetali. Tuttavia, l'effetto delle sostanze vegetali non è esclusivamente positivo, poiché alcuni di questi principi attivi possono interagire con le terapie farmacologiche in modo complesso. È quindi essenziale effettuare uno studio scientifico dettagliato degli effetti e soppesare attentamente i potenziali benefici e rischi dell'uso di preparati vegetali come parte del trattamento del cancro.

Alcune sostanze vegetali sono note per i loro effetti potenzialmente positivi e hanno mostrato prove di un effetto di supporto o di alleviamento in studi scientifici. Alcune sostanze vegetali potrebbero essere particolarmente utili nel controllo dei sintomi, ad esempio nei processi infiammatori o negli effetti collaterali legati alla terapia. Tra queste vi è la curcumina, estratta dalla curcuma, nota anche come curcumina. Studi di laboratorio suggeriscono che ha proprietà antinfiammatorie e, in determinate condizioni, potrebbe avere effetti antitumorali. Tuttavia, è stato anche dimostrato che la curcumina può influenzare la biodisponibilità e l'efficacia di alcuni agenti chemioterapici, il che richiede un attento chiarimento prima dell'uso.

Un'altra sostanza vegetale dai potenziali benefici è l'epigallocatechina gallato, un composto polifenolico del tè verde. Questa molecola ha proprietà antiossidanti e ha dimostrato un effetto protettivo contro lo stress ossidativo in studi sperimentali. Tuttavia, vi sono anche dei rischi, in quanto alte concentrazioni di epigallocatechina gallato possono interagire con alcuni farmaci antitumorali e indebolirne o rafforzarne l'effetto.

Un altro esempio è lo zenzero, la cui radice è tradizionalmente utilizzata per diversi disturbi. L'efficacia dello zenzero nel ridurre la nausea, che è un effetto collaterale comune della chemioterapia, è particolarmente ben documentata. Studi clinici hanno dimostrato che i preparati a base di zenzero possono contribuire in modo significativo ad alleviare questo disagio senza interferire con la terapia antitumorale.

D'altra parte, esistono anche sostanze vegetali che presentano rischi potenziali, soprattutto a causa delle interazioni con le terapie oncologiche. Un esempio particolarmente noto è l'erba di San Giovanni, che accelera la metabolizzazione di numerosi farmaci grazie al suo effetto sui sistemi enzimatici del fegato. Questo può portare a un indebolimento dell'efficacia di alcuni agenti chemioterapici e terapie ormonali, che potrebbe compromettere significativamente l'efficacia terapeutica.

Anche l'aglio e il ginseng devono essere considerati in modo critico, soprattutto in relazione agli interventi chirurgici e alle terapie antitumorali, poiché hanno un effetto inibitorio sulla coagulazione del sangue. Questi effetti fluidificanti del sangue possono aumentare il rischio di emorragie indesiderate e devono quindi essere tenuti in considerazione, soprattutto prima di interventi chirurgici o in caso di contemporanea assunzione di farmaci anticoagulanti.

Un altro esempio di interazione problematica è il pompelmo. Questo frutto contiene sostanze bioattive che inibiscono alcuni enzimi del fegato, in particolare gli isoenzimi del citocromo P450, responsabili della scomposizione di numerosi farmaci. Ciò può aumentare eccessivamente o ridurre notevolmente la concentrazione di alcuni farmaci antitumorali nel sangue, con conseguenti effetti collaterali indesiderati o perdita di efficacia terapeutica.

Alla luce di queste complesse interazioni, i preparati erboristici non dovrebbero mai essere assunti in modo acritico o senza consultare un medico. Anche se una sostanza sembra naturale a prima vista, ciò non significa necessariamente che sia sicura. La ricerca scientifica in questo settore è di grande importanza per comprendere meglio i potenziali benefici e rischi e per poter formulare raccomandazioni basate sull'evidenza sull'uso di sostanze vegetali nel contesto della terapia del cancro.

8.3 La medicina tradizionale cinese, l'agopuntura e l'omeopatia nel contesto della medicina basata sulle prove di efficacia

8.3.1. Medicina tradizionale cinese

La medicina tradizionale cinese ha una storia di diverse migliaia di anni ed è un sistema olistico di medicina che è stato sviluppato e perfezionato nel corso dei secoli in Cina. Si basa sull'idea di un flusso di energia nel corpo, noto come Qi, il cui flusso armonioso è considerato essenziale per mantenere la salute. La medicina tradizionale cinese comprende varie forme di terapia, tra cui l'uso di erbe medicinali, l'agopuntura, la moxibustione, il massaggio Tuina, l'alimentazione e gli esercizi di movimento e respirazione come il Qi Gong o il Tai Chi. Nella medicina moderna, l'agopuntura in particolare è sempre più riconosciuta e utilizzata come trattamento di supporto in vari ambiti, tra cui l'oncologia.

8.3.2. Agopuntura

L'agopuntura si basa sulla stimolazione di punti specifici del corpo, che vengono solitamente trattati con aghi sottili per ottenere un effetto terapeutico. Studi scientifici hanno dimostrato che l'agopuntura può contribuire a ridurre alcuni effetti collaterali del trattamento del cancro. Il suo uso nella nausea indotta dalla chemioterapia è stato particolarmente studiato. Gli studi clinici hanno dimostrato una riduzione significativa della nausea e del vomito, soprattutto quando l'agopuntura viene utilizzata in aggiunta alla terapia standard.

Un'altra area di applicazione è il trattamento dell'affaticamento, cioè della stanchezza cronica. Molti pazienti oncologici soffrono di stanchezza persistente e perdita di energia durante o dopo il trattamento del cancro, per il quale attualmente non esiste una terapia farmacologica standard. L'agopuntura ha mostrato effetti promettenti negli studi, migliorando il benessere generale e la vitalità.

Il dolore neuropatico, spesso causato dalla chemioterapia o da danni ai nervi, è un'altra area in cui l'agopuntura può essere utilizzata. I meccanismi di funzionamento dell'agopuntura non sono ancora del tutto noti, ma vi sono indicazioni che essa possa avere un effetto analgesico rilasciando modulatori endogeni del dolore come le endorfine e influenzando i sistemi di elaborazione del dolore nervoso centrale.

Un altro problema che le pazienti sottoposte a terapia ormonale nell'ambito del trattamento del cancro devono affrontare è quello delle vampate di calore. Queste si verificano, ad esempio, durante le terapie antiormonali per il trattamento del cancro al seno e possono compromettere significativamente la qualità della vita. Gli studi suggeriscono che l'agopuntura può ridurre l'intensità e la frequenza di queste vampate di calore, probabilmente modulando il sistema nervoso autonomo e i circuiti di controllo ormonale.

8.3.3. Omeopatia

Oltre alla medicina tradizionale cinese, anche l'omeopatia è spesso utilizzata come metodo di trattamento complementare per il cancro. L'omeopatia si basa su due principi fondamentali: il principio di similitudine, secondo il quale una sostanza che può provocare determinati sintomi in dosi elevate dovrebbe alleviare tali sintomi in una forma altamente diluita, e il concetto di dinamizzazione, secondo il quale la sostanza di partenza viene elaborata in una serie di passaggi di diluizione e "dinamizzata" a ogni passaggio mediante agitazione o sfregamento.

Gli studi scientifici non sono ancora riusciti a dimostrare un'efficacia specifica dei preparati omeopatici che vada oltre l'effetto placebo. Ciò è dovuto in particolare al fatto che le diluizioni di molti preparati omeopatici sono così forti da non contenere più alcuna molecola rilevabile della sostanza originale. L'effetto dei trattamenti omeopatici non può quindi essere spiegato da una prospettiva scientifica con meccanismi farmacologici. Tuttavia, molti pazienti riferiscono un miglioramento soggettivo del loro benessere e una migliore capacità di affrontare lo stress e le tensioni della malattia come risultato dell'assunzione di rimedi omeopatici.

8.3.4. Utilizzo dell'effetto placebo

L'effetto placebo è un fenomeno fondamentale in medicina e svolge un ruolo importante nella percezione soggettiva dei sintomi e nella capacità dell'individuo di affrontare la malattia.

Si tratta di un cambiamento dimostrabile, spesso positivo, dello stato di salute che non è dovuto a un effetto farmacologico del farmaco somministrato, ma è mediato da meccanismi psicologici e neurobiologici. Le aspettative, l'interazione positiva tra medico e paziente e la convinzione personale dell'efficacia di un trattamento possono contribuire a far percepire i sintomi come meno stressanti e a migliorare il benessere generale.

L'omeopatia è un settore in cui l'effetto placebo gioca un ruolo particolarmente importante. Numerosi studi scientifici hanno dimostrato che i rimedi omeopatici non hanno alcun effetto farmacologico al di là dell'effetto placebo. Tuttavia, molti pazienti riferiscono un miglioramento soggettivo del loro benessere e un sollievo nell'affrontare la malattia quando assumono preparati omeopatici. Questi effetti positivi possono essere in parte spiegati dall'attenzione e dalle cure intensive prestate durante le consultazioni omeopatiche. La consulenza individuale, la discussione dettagliata tra medico e paziente e l'esame mirato del proprio stato di salute aiutano i pazienti a sentirsi più attivamente coinvolti nella loro guarigione.

I meccanismi psicologici e fisiologici che favoriscono l'effetto placebo sono ben documentati. L'attivazione di alcune aree cerebrali responsabili dell'elaborazione del dolore e delle reazioni emotive svolge un ruolo importante. Inoltre, il rilascio di neurotrasmettitori endogeni come le endorfine o la dopamina può portare a un miglioramento misurabile dei sintomi, anche se la sostanza somministrata non ha alcun effetto farmacologico.

In questo contesto, l'omeopatia può essere considerata un'importante misura di supporto in determinate condizioni, purché non sostituisca o ritardi la terapia medica convenzionale scientificamente fondata. Esiste il rischio critico che malattie gravi non vengano trattate in tempo o in modo adeguato se i pazienti si affidano esclusivamente ai rimedi omeopatici. Pertanto, una comunicazione obiettiva, trasparente e scientificamente fondata è essenziale per garantire una terapia basata sull'evidenza e incentrata sul paziente. Si dovrebbe fare attenzione a garantire che le percezioni dei pazienti siano prese sul serio, fornendo allo stesso tempo informazioni mediche sull'effettiva efficacia e sui limiti dei preparati omeopatici.

In definitiva, la sfida consiste nel trovare un equilibrio tra assistenza incentrata sul paziente, prove scientifiche e responsabilità terapeutica. Questo è l'unico modo per garantire che le decisioni mediche siano basate su solide conoscenze e che si tenga conto allo stesso tempo delle esigenze di assistenza personalizzata e di cura olistica dei pazienti.

8.4 Importanza dei micronutrienti e degli integratori alimentari

L'importanza dei micronutrienti e degli integratori nelle pazienti affette da tumore al seno è un argomento molto discusso, poiché molte pazienti desiderano sostenere la propria salute attraverso un'integrazione mirata. Mentre alcuni micronutrienti possono potenzialmente avere effetti positivi sul sistema immunitario e sulla salute generale, ve ne sono altri la cui assunzione incontrollata può avere effetti negativi sul decorso della malattia o sull'effetto della terapia oncologica.

Uno dei micronutrienti che può essere utile assumere in alcuni casi è la vitamina D. Alcuni studi hanno dimostrato che molte pazienti affette da tumore al seno presentano bassi livelli di vitamina D, che possono essere dovuti a un'insufficiente esposizione alla luce solare o ad altri fattori. Poiché la vitamina D svolge un ruolo centrale nella regolazione del sistema immunitario e nella salute delle ossa, un'integrazione mirata potrebbe essere utile per le pazienti con una carenza accertata. Tuttavia, il dosaggio deve essere adattato individualmente, poiché un sovradosaggio può portare a disturbi del metabolismo del calcio.

Anche gli acidi grassi omega-3, che si trovano principalmente nei pesci marini grassi e in alcuni oli vegetali, sono spesso discussi in relazione ai processi antinfiammatori. L'infiammazione svolge un ruolo importante nella biologia dei tumori ed è dimostrato che gli acidi grassi omega-3 possono modulare le vie di segnalazione dell'infiammazione. Alcuni studi suggeriscono che un'assunzione adeguata possa essere associata a una progressione più favorevole della malattia, sebbene manchino ancora prove cliniche chiare di un impatto diretto sulla progressione del tumore al seno.

Un altro oligoelemento che svolge un ruolo importante nel sistema di protezione antiossidante dell'organismo in quantità moderate è il selenio. Il selenio è un componente degli enzimi che neutralizzano i radicali liberi e quindi contribuisce a proteggere le cellule dallo stress ossidativo. Tuttavia, è necessaria una particolare cautela, poiché un sovradosaggio può avere effetti tossici e paradossalmente aumentare i processi ossidativi nell'organismo. L'integrazione mirata deve quindi essere effettuata solo sulla base di una carenza accertata e sotto controllo medico.

Oltre a questi micronutrienti potenzialmente utili, tuttavia, esistono anche integratori alimentari che devono essere considerati in modo critico. In particolare, l'assunzione di dosi elevate di antiossidanti come la vitamina C o la vitamina E può essere problematica. Sebbene queste sostanze svolgano un ruolo importante nella protezione delle cellule in quantità fisiologiche, alcuni studi scientifici suggeriscono che un'assunzione eccessiva potrebbe compromettere l'efficacia di alcune chemioterapie. Questo perché alcuni agenti chemioterapici utilizzano specificamente lo stress ossidativo per danneggiare le cellule tumorali e dosi elevate di antiossidanti possono indebolire questo meccanismo.

Un altro integratore alimentare fondamentale è il ferro. Sebbene il ferro sia essenziale per la formazione del sangue e una sua carenza possa portare all'anemia, l'integrazione dovrebbe avvenire solo in caso di accertata carenza di ferro. Alcuni studi indicano che una maggiore disponibilità di ferro potrebbe favorire la crescita dei tumori, poiché le cellule tumorali dipendono da un sufficiente apporto di ferro per la loro proliferazione. Pertanto, l'assunzione incontrollata di integratori di ferro senza indicazione medica non è raccomandata.

L'assunzione mirata di micronutrienti deve sempre essere effettuata in consultazione con un medico, in quanto fattori individuali come le abitudini alimentari, gli esami di laboratorio e il tipo di terapia oncologica svolgono un ruolo importante nella valutazione del fabbisogno. Sebbene in molti casi una dieta equilibrata possa garantire un apporto adeguato di nutrienti, gli integratori alimentari non devono essere considerati acriticamente come un sostituto di uno stile di vita sano.

8.5 Mindfulness, meditazione e approcci spirituali come misure di accompagnamento

Molte pazienti affette da cancro al seno riferiscono che la mindfulness e la meditazione le aiutano ad affrontare meglio le sfide della malattia. Oltre al trattamento medico, i fattori psicologici ed emotivi giocano un ruolo decisivo nel benessere e nella qualità della vita durante e dopo il trattamento del cancro. Affrontare il cancro è spesso associato a notevole stress, ansia e tensione emotiva, motivo per cui i metodi non farmacologici per sostenere la salute mentale stanno diventando sempre più importanti.

Le tecniche di mindfulness e le pratiche meditative offrono un modo per gestire consapevolmente i propri pensieri e le proprie emozioni, con effetti positivi in vari ambiti. Uno degli effetti più importanti è la riduzione dello stress e dell'ansia. Lo stress cronico porta al rilascio di ormoni dello stress come il cortisolo, che è stato dimostrato indebolire il sistema immunitario e aumentare i processi infiammatori nel corpo. Gli studi dimostrano che la pratica regolare della mindfulness aiuta a ridurre i livelli di cortisolo e a promuovere una migliore resilienza emotiva.

Un altro beneficio che molti pazienti riferiscono è il miglioramento della qualità del sonno. I disturbi del sonno sono un effetto collaterale comune del cancro e possono essere esacerbati da fattori come l'ansia, il dolore o i cambiamenti ormonali. Le tecniche di mindfulness e di rilassamento aiutano a calmare la mente, a ridurre le ruminazioni e a facilitare il passaggio a un sonno ristoratore.

Inoltre, la pratica regolare della mindfulness contribuisce alla stabilità emotiva. La gestione consapevole di pensieri e sentimenti permette di affrontare meglio le incertezze e le paure che possono sorgere in relazione alla diagnosi, alla terapia e all'incertezza sul futuro. Molti pazienti sperimentano una maggiore pace interiore e una maggiore accettazione del momento presente attraverso la meditazione e gli esercizi di mindfulness, che possono avere un effetto positivo sulla loro qualità di vita.

Oltre a questi benefici psicologici, anche gli approcci spirituali possono svolgere un ruolo importante. Per molti pazienti, le preghiere o i rituali hanno un significato profondo e offrono conforto e un senso di connessione con un potere superiore o una comunità spirituale. La pratica religiosa o spirituale individuale può essere una fonte di speranza e di pace interiore, soprattutto nei momenti di grande stress o incertezza.

Un concetto particolarmente studiato e frequentemente utilizzato nella pratica clinica è il training di mindfulness basato sul metodo Mindfulness-Based Stress Reduction. Questo programma è stato originariamente sviluppato da Jon Kabat-Zinn e combina varie tecniche meditative con esercizi fisici mirati e una consapevolezza del momento presente. Gli studi dimostrano che questo programma contribuisce in modo significativo alla riduzione dello stress e può migliorare il benessere mentale a lungo termine. Per i pazienti oncologici, in particolare, questo metodo può aiutare a ridurre l'ansia, a rafforzare la consapevolezza di sé e a trovare un migliore equilibrio mentale.

***

Le terapie complementari possono essere una valida aggiunta al trattamento medico convenzionale, ma non devono sostituire le terapie efficaci. I pazienti devono informarsi in modo critico, evitare offerte dubbie e discutere tutte le misure aggiuntive con il proprio oncologo. In questo modo si può ottenere un piano di trattamento individuale, sicuro e basato sull'evidenza, che ottimizzi la qualità della vita.

9. Progressi nella ricerca

La ricerca sul cancro al seno ha compiuto notevoli progressi negli ultimi decenni. Mentre un tempo il tumore al seno era considerato una malattia omogenea, oggi si riconosce che si tratta di una patologia estremamente complessa ed eterogenea che richiede approcci terapeutici singolarmente diversi. I moderni sviluppi scientifici si concentrano quindi sempre più sulla medicina personalizzata, su forme innovative di terapia e sull'uso di nuove tecnologie come l'intelligenza artificiale e la terapia genica.

Un aspetto particolarmente importante della ricerca moderna è il miglioramento della prognosi per le pazienti con tumore al seno metastatizzato. Sebbene la guarigione negli stadi avanzati sia stata finora rara, nuovi approcci terapeutici potrebbero allungare significativamente l'aspettativa di vita in futuro e forse anche consentire una remissione completa.

In questo capitolo vengono presentati in dettaglio gli ultimi sviluppi scientifici e le prospettive future della terapia del cancro al seno.

9.1 Sviluppo di nuove terapie: Terapia genica, tecnologia CRISPR e vaccini contro il cancro

9.1.1. La terapia genica come approccio promettente

I rapidi sviluppi della medicina molecolare stanno aprendo nuove possibilità per il trattamento del tumore al seno che vanno ben oltre gli approcci terapeutici tradizionali come la chirurgia, la chemioterapia e la radioterapia. In particolare, la terapia genica, la tecnologia CRISPR e le nuove immunoterapie sotto forma di vaccini antitumorali promettono di cambiare radicalmente il trattamento del cancro. Questi approcci innovativi mirano a influenzare in modo specifico le cellule tumorali a livello genetico, a rafforzare il sistema immunitario o a sviluppare terapie personalizzate che si adattino ai profili genetici individuali delle pazienti.

La terapia genica ha il potenziale per rivoluzionare il trattamento del tumore al seno. Mentre le terapie convenzionali mirano a rallentare la crescita del tumore o ad alleviare i sintomi, la terapia genica adotta un approccio completamente diverso: interviene direttamente nei meccanismi molecolari responsabili dello sviluppo del tumore. Le correzioni genetiche mirate possono distruggere direttamente le cellule tumorali o correggere i difetti genetici che consentono una divisione cellulare incontrollata.

Tre strategie centrali di terapia genica nel trattamento del cancro al seno sono attualmente oggetto di un'intensa attività di ricerca:

Un approccio è la riparazione dei difetti genetici. Le mutazioni in geni come BRCA1 e BRCA2 giocano un ruolo chiave nello sviluppo del cancro al seno, soprattutto nelle forme ereditarie della malattia. Questi geni sono responsabili della riparazione dei danni al DNA e, quando sono mutati, aumenta il rischio di divisione cellulare incontrollata. In futuro, la terapia genica potrebbe essere in grado di correggere specificamente queste mutazioni per arrestare la crescita del tumore o ridurre il rischio di cancro.

Un secondo approccio innovativo è l'uso della tecnologia CRISPR-Cas9 come "forbice genetica". Questa tecnologia consente di modificare con precisione le sequenze di DNA nelle cellule tumorali, in modo da riparare o disattivare, ad esempio, i geni difettosi. Un'applicazione è quella di modificare le cellule tumorali in modo che reagiscano più sensibilmente alle terapie esistenti o si autodistruggano attraverso meccanismi interni.

Una terza area promettente è l'immunoterapia basata sui geni, in cui le cellule del sistema immunitario dell'organismo vengono modificate geneticamente per agire più efficacemente contro le cellule tumorali. Un esempio è la terapia cellulare CAR-T, che ha già dimostrato di avere successo in altri tipi di cancro. Si tratta di modificare geneticamente le cellule immunitarie esterne all'organismo in modo che possano riconoscere ed eliminare in modo specifico le cellule tumorali prima che vengano restituite al paziente.

Tecnologia CRISPR: rivoluzione nella medicina del cancro?

La tecnologia CRISPR-Cas9 è un metodo innovativo per la modifica mirata dei geni e ha il potenziale per cambiare radicalmente la medicina oncologica. Questo metodo si basa su un meccanismo di difesa naturale dei batteri che consente di modificare con precisione le sequenze di DNA. Attualmente esistono diverse applicazioni promettenti nella ricerca sul cancro, che sono oggetto di studi preclinici e clinici.

Un'area chiave della ricerca è la riparazione mirata dei danni al DNA. Poiché il cancro è causato da mutazioni genetiche che consentono la crescita incontrollata delle cellule, CRISPR potrebbe essere utilizzato per correggere direttamente queste mutazioni. Questa tecnologia potrebbe rappresentare un'opzione terapeutica personalizzata in futuro, in particolare per il cancro al seno genetico.

Un altro approccio promettente è quello di aumentare la sensibilità delle cellule tumorali alle terapie esistenti. Le cellule tumorali spesso sviluppano resistenza agli agenti chemioterapici o ai farmaci mirati. Attraverso modifiche genetiche mirate, CRISPR potrebbe essere utilizzato per bloccare i meccanismi che rendono le cellule tumorali resistenti alla terapia. In questo modo i trattamenti esistenti potrebbero tornare a essere più efficaci.

Un altro sviluppo entusiasmante è l'uso dei virus come taxi genetici per l'introduzione mirata di materiale genetico nelle cellule tumorali. Alcuni virus possono essere modificati in modo tale da infettare specificamente le cellule tumorali e innescare cambiamenti genetici che ne inibiscono la crescita o le rendono visibili alle cellule immunitarie. Questo approccio potrebbe consentire di somministrare terapie genetiche direttamente al tumore senza intaccare le cellule sane.

Sebbene la tecnologia CRISPR abbia un enorme potenziale, ci sono ancora numerose sfide da superare. Tra queste, l'applicazione sicura e precisa della tecnologia, l'evitare modifiche genetiche involontarie e lo sviluppo di metodi per trasportare le cellule modificate nel punto di destinazione desiderato.

9.1.2. Vaccini contro il cancro: immunizzazione contro il cancro al seno?

Mentre i vaccini sono tradizionalmente utilizzati in medicina per prevenire le malattie infettive, in oncologia hanno finora svolto principalmente un ruolo nella prevenzione dei tumori legati ai virus. Un esempio importante è la vaccinazione contro il papillomavirus umano (HPV), che riduce significativamente il rischio di cancro al collo dell'utero e di altri tipi di cancro. Tuttavia, i recenti progressi nell'immunologia del cancro hanno aperto una nuova linea di ricerca: lo sviluppo di vaccini terapeutici che mobilitano il sistema immunitario dell'organismo in modo specifico contro le cellule del cancro al seno.

A differenza dei vaccini profilattici, che prevengono l'infezione da virus che causano il cancro, i vaccini terapeutici contro il cancro mirano a combattere le cellule tumorali esistenti o le metastasi microscopiche. Il principio di base consiste nel presentare antigeni tumorali specifici al sistema immunitario all'indirizzo, in modo che sia in grado di riconoscere ed eliminare in modo specifico le cellule tumorali.

Uno degli obiettivi principali dei vaccini terapeutici contro il cancro è quello di attivare il sistema immunitario contro le cellule del cancro al seno. Le cellule tumorali spesso presentano sulla loro superficie strutture molecolari che le distinguono dalle cellule sane. Questi antigeni possono essere utilizzati come bersagli specifici per il sistema immunitario. I vaccini contro il cancro sono progettati per addestrare il sistema immunitario a riconoscere questi marcatori tumorali in una fase precoce e ad attivare una risposta immunitaria mirata per arrestare la crescita del tumore o distruggere le cellule tumorali esistenti.

Un altro obiettivo importante è quello di prevenire le recidive dopo il successo della terapia. Anche dopo l'asportazione chirurgica del tumore, la chemioterapia o la radioterapia, singole cellule tumorali possono rimanere nell'organismo e provocare una recidiva anni dopo. I vaccini antitumorali potrebbero consentire una sorveglianza immunitaria a lungo termine, aiutando il sistema immunitario a riconoscere ed eliminare precocemente le cellule tumorali residue prima che ricrescano in un tumore.

Inoltre, un obiettivo chiave della ricerca è quello di combattere in modo specifico le cellule tumorali metastatiche. Le forme particolarmente aggressive di cancro al seno, come il cancro al seno triplo negativo o i tumori metastatici, rappresentano una grande sfida terapeutica. I vaccini contro il cancro potrebbero mirare a mobilitare il sistema immunitario in modo specifico contro queste cellule tumorali in migrazione, al fine di prevenire la diffusione delle metastasi nell'organismo.

Negli ultimi anni sono stati ottenuti risultati particolarmente promettenti nello sviluppo di vaccini antitumorali contro il cancro al seno HER2-positivo. HER2 è una proteina sovraespressa in circa il 15-20% dei casi di cancro al seno ed è associata a una progressione più aggressiva della malattia. Le terapie mirate attualmente disponibili sul sito, come trastuzumab (Herceptin) o pertuzumab, hanno migliorato significativamente la prognosi delle pazienti HER2-positive, ma le ricadute e lo sviluppo di resistenza rimangono una sfida.

Vaccini terapeutici contro il tumore al seno HER2-positivo sono già in fase di sperimentazione clinica. Un approccio promettente consiste nell'utilizzare un vaccino per addestrare le cellule immunitarie a riconoscere e attaccare in modo specifico le cellule tumorali che sovraesprimono l'HER2. Gli studi clinici iniziali hanno dimostrato che tali vaccini possono potenziare la risposta immunitaria e possibilmente ritardare la progressione della malattia o ridurre il rischio di recidiva.

Un esempio di approccio innovativo è il vaccino antitumorale a base di mRNA, che funziona secondo un principio simile a quello dei vaccini a mRNA COVID-19. Vengono iniettate informazioni genetiche che stimolano le cellule a produrre da sole gli antigeni tumorali e a scatenare una risposta immunitaria mirata contro il tumore. I dati preclinici suggeriscono che i vaccini a base di mRNA contro il cancro al seno HER2-positivo, in combinazione con le terapie esistenti, potrebbero ridurre significativamente la progressione della malattia.

Nonostante i promettenti progressi, ci sono ancora numerose sfide da superare prima che i vaccini antitumorali possano diventare una terapia standard in oncologia. Uno degli ostacoli maggiori è rappresentato dall'identificazione di antigeni tumorali adatti, che siano specifici per le cellule tumorali e non attacchino le cellule sane. Inoltre, non tutti i pazienti rispondono allo stesso modo ai vaccini, poiché il sistema immunitario dei pazienti oncologici è spesso indebolito dalla malattia o da precedenti terapie.

Un altro problema è la possibilità che le cellule tumorali sviluppino meccanismi per eludere la sorveglianza immunitaria. Le cellule tumorali sono altamente adattabili e possono eludere le immunoterapie attraverso modifiche genetiche. Per questo motivo si sta conducendo un'intensa attività di ricerca sulle strategie di combinazione in cui i vaccini antitumorali vengono combinati con altre immunoterapie, come gli inibitori del checkpoint, al fine di mobilitare il sistema immunitario in modo ancora più efficace contro i tumori.

9.1.3. Quando saranno probabilmente disponibili queste terapie?

Lo sviluppo di terapie geniche e vaccini antitumorali per il trattamento del tumore al seno è attualmente oggetto di un'intensa attività di ricerca e sperimentazione clinica. La disponibilità nel tempo di queste terapie innovative dipende dai risultati degli studi in corso e dalle successive procedure di autorizzazione e, per sua natura, non può essere prevista con precisione.

Attualmente, terapie geniche come la terapia con cellule T CAR sono già state approvate per alcuni tipi di tumore del sangue e stanno dando risultati promettenti. Tuttavia, lo sviluppo di tali terapie per tumori solidi come il cancro al seno è più complesso. Attualmente sono in corso studi clinici per valutare l'efficacia e la sicurezza delle terapie con cellule CAR T nel tumore al seno. Tuttavia, è difficile indicare una data precisa per la disponibilità generale di queste terapie, poiché ciò dipende dai risultati degli studi e dal processo di approvazione normativa. Tuttavia, si possono prevedere risultati positivi nei prossimi anni.

Negli ultimi anni si sono registrati progressi significativi anche nello sviluppo di vaccini a base di mRNA contro vari tipi di cancro, compreso il cancro al seno. Aziende come BioNTech stanno attualmente testando vaccini terapeutici a base di mRNA in studi clinici. Secondo il Cancer Information Service del Centro tedesco per la ricerca sul cancro, un primo vaccino a base di mRNA potrebbe essere presto disponibile come terapia antitumorale. Tuttavia, sono necessari ulteriori studi per valutare appieno l'efficacia e la sicurezza di questi vaccini. È quindi probabile che i vaccini antitumorali a base di mRNA possano essere autorizzati per alcuni gruppi di pazienti nei prossimi anni.

9.2 Importanza dell'intelligenza artificiale nella ricerca sul cancro al seno

L'intelligenza artificiale sta rivoluzionando la ricerca e la diagnostica medica, aprendo nuove possibilità nella diagnosi, nel trattamento e nello sviluppo di farmaci per il cancro al seno. Utilizzando l'apprendimento automatico e le reti neurali, è possibile analizzare enormi quantità di dati medici per effettuare diagnosi più accurate, sviluppare terapie personalizzate e identificare più rapidamente nuovi farmaci. Questi progressi contribuiscono a migliorare l'efficacia della medicina oncologica, a ridurre l'onere per i pazienti e ad aumentare l'efficienza delle cure mediche.

Un'area particolarmente promettente è l'uso di algoritmi di deep learning per analizzare i dati delle immagini mediche. Le procedure radiologiche come la mammografia e la risonanza magnetica (MRI) sono strumenti essenziali per la diagnosi e la rilevazione precoce del cancro al seno. L'intelligenza artificiale può svolgere un ruolo decisivo in questo ambito, automatizzando l'analisi delle immagini e raggiungendo spesso una precisione maggiore rispetto ai radiologi umani.

I programmi supportati dall'intelligenza artificiale sono in grado di riconoscere modelli sottili nelle immagini che sono a malapena visibili all'occhio umano. Ciò consente di individuare più precocemente e con maggiore precisione le anomalie, aumentando così le possibilità di successo del trattamento. L'intelligenza artificiale si è dimostrata un valido supporto, in particolare nel caso di tessuto mammario denso, che rende difficile l'analisi delle immagini convenzionali. I primi studi clinici dimostrano che in alcuni casi i sistemi di IA sono in grado di diagnosticare il cancro al seno con una sensibilità e una specificità maggiori rispetto ai radiologi esperti.

Inoltre, l'IA può contribuire a ridurre i falsi allarmi, che spesso portano a biopsie non necessarie e a stress emotivo per i pazienti. Combinando i metodi di deep learning con grandi insiemi di dati provenienti da fonti diverse (ad esempio, dati genetici, risultati clinici), l'IA può ottimizzare ulteriormente l'accuratezza diagnostica e consentire una valutazione del rischio personalizzata.

Anche l'intelligenza artificiale svolge un ruolo sempre più importante nella pianificazione della terapia. I moderni algoritmi predittivi analizzano le caratteristiche genetiche di un tumore e suggeriscono le opzioni terapeutiche più promettenti sulla base di queste. Poiché il tumore al seno è una malattia molto eterogenea che può essere suddivisa in diversi sottotipi molecolari, il trattamento personalizzato è essenziale per ottenere i migliori risultati terapeutici.

Analizzando mutazioni genetiche, espressioni proteiche e altri biomarcatori, l'IA può generare raccomandazioni terapeutiche personalizzate. Ad esempio, i modelli di IA aiutano a decidere se un paziente può beneficiare della terapia ormonale, della chemioterapia o dell'immunoterapia. In questo modo si evita il sovratrattamento e si utilizzano i trattamenti più efficaci per il paziente in questione.

Un'altra promettente area di applicazione è l'ottimizzazione del dosaggio della chemioterapia. Tradizionalmente, i chemioterapici vengono somministrati in dosi standardizzate, ma fattori individuali come il metabolismo, la predisposizione genetica e le caratteristiche del tumore possono influenzare in modo significativo la risposta a una terapia. Analizzando ampi database di pazienti, i modelli di intelligenza artificiale possono calcolare quali dosaggi di farmaci consentono di ottenere risultati terapeutici ottimali con effetti collaterali minimi. In futuro, questo potrebbe portare a una chemioterapia individualizzata in cui i dosaggi e le combinazioni di farmaci sono adattati con precisione a ciascun paziente.

Lo sviluppo di nuovi farmaci antitumorali è un processo lungo e costoso che spesso dura più di un decennio e richiede investimenti miliardari. L'intelligenza artificiale offre il potenziale per accelerare significativamente questo processo e renderlo più efficiente.

Un progresso fondamentale è l'uso dell'IA per analizzare le strutture molecolari al fine di identificare i migliori candidati per nuove sostanze attive. Utilizzando banche dati contenenti milioni di composti chimici, l'IA può sviluppare modelli predittivi che prevedono con elevata precisione quali molecole hanno un potenziale effetto antitumorale. Ciò può abbreviare drasticamente il processo di scoperta dei farmaci, in quanto gli esperimenti in laboratorio, che richiedono tempo e costi elevati, possono essere condotti in modo più mirato.

Un altro campo di applicazione innovativo è il repurposing dei farmaci, ovvero la ricerca di farmaci già approvati che possano essere efficaci anche contro il tumore al seno. Questo approccio è particolarmente promettente, poiché i farmaci esistenti sono già stati ampiamente testati per verificarne la sicurezza e possono quindi essere introdotti più rapidamente nell'uso clinico. L'intelligenza artificiale è in grado di analizzare grandi quantità di dati per identificare i legami tra determinate sostanze attive e il cancro al seno che in precedenza non erano stati scoperti. I primi successi in questo settore dimostrano che l'IA ha già scoperto nuove applicazioni terapeutiche per i farmaci esistenti.

Sebbene l'intelligenza artificiale offra un enorme potenziale per la diagnostica e la terapia del cancro al seno, ci sono ancora sfide da superare. Uno dei maggiori ostacoli è rappresentato dalla qualità e dalla standardizzazione dei dati. I sistemi di intelligenza artificiale si basano su grandi serie di dati di alta qualità, ma l'elaborazione dei dati medici è spesso frammentata e i diversi ospedali utilizzano tecniche di imaging o standard diagnostici diversi.

Un altro problema è la spiegabilità dei modelli di IA. Molti modelli di deep learning funzionano come cosiddette "scatole nere", in cui non è sempre possibile capire perché sia stata presa una certa decisione. Per ottenere un'ampia accettazione nella pratica medica, i modelli di IA devono essere sviluppati in modo tale che il loro processo decisionale rimanga trasparente e comprensibile per i medici.

Inoltre, è necessario chiarire le questioni etiche e legali, in particolare per quanto riguarda la sicurezza e la protezione dei dati. Poiché i sistemi di IA medica lavorano con i dati sensibili dei pazienti, sono necessari elevati standard di sicurezza per prevenire l'uso improprio o l'accesso non autorizzato.

Nonostante queste sfide, i progressi in questo settore sono rapidi. I sistemi diagnostici supportati dall'IA sono già in fase di sperimentazione in molte cliniche e vengono sempre più integrati nella pratica clinica quotidiana. Nei prossimi anni, l'ulteriore sviluppo dei metodi di IA potrebbe contribuire a migliorare l'accuratezza diagnostica, a personalizzare la pianificazione del trattamento e a rendere disponibili più rapidamente nuovi farmaci.

9.3 Sviluppi nell'immuno-oncologia

L'immuno-oncologia è uno degli sviluppi più promettenti della moderna medicina oncologica e mira a influenzare il sistema immunitario dell'organismo in modo che riconosca e distrugga più efficacemente le cellule tumorali. I tumori eludono la sorveglianza immunitaria attraverso vari meccanismi, per cui gli approcci terapeutici innovativi mirano a superare questi meccanismi protettivi e a scatenare una risposta immunitaria mirata. Un importante progresso in questo campo è rappresentato dallo sviluppo degli inibitori del checkpoint, che si sono dimostrati particolarmente promettenti nel carcinoma mammario triplo negativo. Questi farmaci hanno come bersaglio i checkpoint immunitari utilizzati dalle cellule tumorali per sopprimere l'attività delle cellule T. Bloccando questi meccanismi inibitori, consentono di potenziare la risposta immunitaria contro le cellule tumorali. Gli inibitori di PD-1 e PD-L1 come pembrolizumab, già approvati per alcune pazienti con carcinoma mammario triplo negativo metastatizzato, sono particolarmente studiati. Questi farmaci impediscono alle cellule tumorali di eludere le difese immunitarie modificando l'interazione tra le cellule immunitarie e le cellule tumorali in modo tale che le cellule T mantengano il loro effetto distruttivo sul tumore. Gli inibitori del CTLA-4 sono un altro modo per attivare il sistema immunitario e consentire una risposta immunitaria più forte contro le cellule tumorali.

Oltre agli inibitori del checkpoint, si sta studiando anche la terapia cellulare CAR-T come potenziale approccio per il trattamento del tumore al seno. Questa terapia si basa su una modifica genetica delle cellule T dell'organismo, che mira a riconoscere ed eliminare in modo specifico le cellule tumorali. Nella prima fase, le cellule T vengono prelevate dal sangue della paziente e modificate in laboratorio per dotarle di uno specifico recettore chimerico dell'antigene che consente loro di attaccare specificamente le cellule tumorali. Queste cellule modificate vengono poi moltiplicate nel corpo del paziente e reintrodotte in modo che possano attaccare attivamente il tumore. Mentre la terapia cellulare CAR-T viene già utilizzata con successo per i tumori del sangue, la sua applicazione nei tumori solidi come il cancro al seno è più difficile. Una delle maggiori sfide è che i tumori solidi hanno un microambiente complesso rispetto ai tumori ematologici, che rende difficile la penetrazione delle cellule CAR-T. Inoltre, spesso manca la possibilità di un'azione di contrasto. Inoltre, spesso mancano chiari marcatori tumorali espressi esclusivamente sulle cellule cancerose, per cui c'è il rischio che vengano attaccati anche i tessuti sani. Nonostante queste sfide, ci sono sviluppi promettenti volti a modificare le cellule CAR-T in modo che possano penetrare più efficacemente nel tumore e superare l'ambiente immunosoppressivo.

Il futuro dell'immuno-oncologia risiede nella combinazione di diversi approcci terapeutici per aumentarne ulteriormente l'efficacia. Gli studi iniziali dimostrano che la combinazione di inibitori del checkpoint con cellule CAR-T potrebbe aumentare l'efficacia del trattamento. Anche la combinazione con vaccini antitumorali o terapie cellulari personalizzate è oggetto di intense ricerche. Mentre gli inibitori del checkpoint sono già stati approvati per alcuni tipi di cancro al seno e hanno dimostrato la loro efficacia, la terapia con cellule CAR-T per i tumori solidi è ancora in una fase iniziale di sviluppo. Nei prossimi anni, tuttavia, potrebbero emergere nuove opzioni terapeutiche immuno-oncologiche anche per il tumore al seno, grazie a modifiche genetiche mirate e strategie immunitarie ottimizzate.

9.4 Prospettive di cura del tumore al seno metastatizzato

Il tumore al seno metastatizzato è stato finora considerato incurabile, ma negli ultimi anni gli sviluppi della moderna medicina oncologica hanno allungato significativamente i tempi di sopravvivenza delle pazienti. I nuovi approcci terapeutici combinano diverse strategie per rallentare la progressione della malattia e migliorare la qualità della vita.

L'immunoterapia, che riattiva il sistema immunitario dell'organismo attraverso l'uso di inibitori del checkpoint e lo mette in grado di combattere più efficacemente le cellule tumorali, è particolarmente promettente. In combinazione con farmaci mirati che bloccano specifiche vie di segnalazione e chemioterapie ottimizzate, si ottengono effetti sinergici che possono rallentare la progressione della malattia.

Un altro campo che potrebbe rivoluzionare il trattamento del tumore al seno metastatico è la medicina personalizzata. Analizzando le caratteristiche genetiche e molecolari di un tumore, è possibile selezionare con precisione le terapie più adatte per ogni paziente. Questo approccio individualizzato permette di identificare precocemente le mutazioni che causano resistenza e di adattare le strategie terapeutiche per evitare la resistenza alle terapie standard. Soprattutto in sottotipi come il carcinoma mammario HER2-positivo, i trattamenti personalizzati hanno già portato a progressi significativi grazie all'uso mirato di anticorpi specifici e inibitori delle vie di segnalazione.

Un'altra area promettente è la terapia genica, che mira a eliminare in modo specifico le cellule tumorali o a correggere i difetti genetici che contribuiscono allo sviluppo del tumore. I progressi della tecnologia CRISPR consentono di modificare o spegnere direttamente i geni mutati per arrestare la crescita delle cellule tumorali. Sebbene questi approcci siano ancora in una fase iniziale di sviluppo, i primi studi preclinici dimostrano che le modifiche genetiche hanno il potenziale di rallentare o addirittura prevenire la progressione della malattia.

Nonostante questi progressi, una cura completa per il tumore al seno metastatico rimane per il momento una sfida importante, poiché le cellule tumorali hanno un'elevata adattabilità genetica e possono eludere la terapia. Tuttavia, i progressi compiuti negli ultimi anni rappresentano un passo decisivo verso il controllo a lungo termine della malattia. La combinazione di immunoterapia, trattamenti mirati e approcci genetici innovativi offre una nuova speranza: in futuro le malattie metastatiche non dovranno più essere considerate necessariamente incurabili.

9.5 Partecipazione dei pazienti alle sperimentazioni cliniche-opportunità e rischi

Gli studi clinici svolgono un ruolo cruciale nello sviluppo di nuovi farmaci e terapie e sono essenziali per testare la sicurezza e l'efficacia di approcci terapeutici innovativi. Per le pazienti affette da tumore al seno, in particolare per quelle con malattia avanzata o refrattaria, gli studi clinici possono rappresentare un'importante opportunità per accedere precocemente a trattamenti innovativi non ancora regolarmente disponibili. Ciò può offrire il vantaggio di beneficiare di nuovi agenti o approcci terapeutici prima che vengano inclusi nel trattamento standard.

Un altro aspetto a favore della partecipazione è l'assistenza medica intensiva durante il periodo di studio. I pazienti che partecipano agli studi clinici sono sottoposti a uno stretto controllo medico, il che significa che gli effetti collaterali e i successi del trattamento sono documentati in modo particolarmente dettagliato. Questo può portare a un adeguamento precoce del trattamento e consente un'assistenza personalizzata che spesso va oltre la portata della terapia ordinaria.

Tuttavia, la partecipazione agli studi clinici comporta anche dei rischi. Trattandosi di nuove terapie non ancora completamente valutate, vi è incertezza sull'effettiva efficacia di un trattamento e sulla possibilità di ottenere risultati migliori a lungo termine rispetto alle opzioni terapeutiche già consolidate. Possono verificarsi effetti collaterali ancora sconosciuti o non sufficientemente studiati, poiché i nuovi farmaci sono spesso ancora in fase di sperimentazione nelle prime fasi di studio. Un altro rischio potenziale è rappresentato dalla partecipazione a studi controllati con placebo, in cui non tutti i pazienti ricevono il nuovo farmaco, ma possono essere assegnati a un gruppo di controllo con una terapia standard o un placebo.

Nonostante queste incertezze, in molti casi gli studi clinici offrono alle pazienti la migliore opportunità di ricevere metodi di trattamento moderni, soprattutto quando le terapie standard sono esaurite o non sono disponibili alternative efficaci. La continua ricerca in oncologia ha portato negli ultimi anni a notevoli progressi nella terapia del tumore al seno, che non sarebbero stati possibili senza la partecipazione delle pazienti agli studi clinici. Tuttavia, la decisione di partecipare deve essere sempre ponderata attentamente e presa in stretta consultazione con i medici curanti, per valutare realisticamente le opportunità e i rischi individuali.

Il futuro della medicina del cancro al seno è promettente. I progressi della terapia genica, dell'immuno-oncologia, dell'intelligenza artificiale e della medicina personalizzata potrebbero non solo migliorare la prognosi nei prossimi decenni, ma anche potenzialmente fornire una cura per il tumore al seno metastatico. Le pazienti dovrebbero essere informate sui nuovi sviluppi e prendere in considerazione la possibilità di partecipare a studi clinici per beneficiare delle ultime innovazioni mediche.

10. Aspetti sociali, legali e finanziari

Una diagnosi di tumore al seno non influisce solo sulla salute fisica e mentale, ma anche su molti altri aspetti della vita. Oltre alle decisioni mediche, le pazienti devono affrontare sfide legali e finanziarie spesso difficili da superare. Le domande relative all'assicurazione sanitaria, al sostegno sociale e legale o al ritorno al lavoro diventano il fulcro dell'attenzione.

Molti pazienti devono anche affrontare la questione di come organizzare la propria assistenza legale, ad esempio attraverso un testamento biologico o una delega di assistenza sanitaria. Anche la gestione della malattia nell'ambiente familiare e professionale gioca un ruolo decisivo, poiché la vita sociale può cambiare notevolmente a causa del cancro.

Questo capitolo evidenzia gli aspetti sociali, legali e finanziari più importanti per le pazienti affette da tumore al seno e fornisce consigli pratici su come superare queste sfide.

10.1 Diritti delle donne malate di cancro nel sistema sanitario

A seconda del Paese, i pazienti oncologici godono di diritti legali che garantiscono loro l'accesso alle cure mediche, alle misure di sostegno e alla sicurezza sociale. In Europa, esiste il diritto fondamentale a un'assistenza medica completa, indipendentemente da fattori finanziari o geografici. Ogni paziente ha il diritto di ricevere diagnosi e trattamenti in linea con le linee guida e in conformità con le più recenti scoperte scientifiche. Ha inoltre diritto a un secondo parere medico, soprattutto prima di prendere decisioni terapeutiche di vasta portata come la mastectomia o la chemioterapia. Per garantire un'assistenza ottimale, in molti Paesi sono disponibili centri oncologici specializzati, che adottano approcci terapeutici interdisciplinari e consentono una stretta collaborazione tra oncologi, chirurghi, psico-oncologi e assistenti sociali.

Al termine del trattamento del tumore al seno, le pazienti hanno spesso diritto a programmi di riabilitazione che possono essere svolti in regime di ricovero o ambulatoriale. Questi programmi sono progettati per ripristinare gradualmente le prestazioni fisiche, ridurre le limitazioni legate al trattamento e facilitare la transizione alla vita quotidiana. Oltre alla riabilitazione fisica, anche il supporto psicosociale svolge un ruolo importante. Molti Paesi garantiscono ai pazienti oncologici il diritto a un supporto psico-oncologico per aiutarli ad affrontare lo stress psicologico della malattia e a migliorare la loro qualità di vita durante e dopo il trattamento.

Un altro aspetto fondamentale dei diritti dei pazienti riguarda la protezione dei dati sanitari personali. Tutte le informazioni mediche sono soggette a rigide norme di protezione dei dati, il che significa che i medici non possono trasmettere alcuna informazione a terzi senza un esplicito consenso. Allo stesso tempo, i pazienti hanno il diritto di accedere alle proprie cartelle cliniche in qualsiasi momento per garantire un processo decisionale trasparente e informato sulle proprie cure. Il quadro giuridico è stato concepito per garantire sia l'accesso a cure mediche di alta qualità sia la salvaguardia dell'autodeterminazione individuale e la sicurezza della protezione dei dati.

10.2   Problemi assicurativi

La sicurezza finanziaria è spesso un aspetto importante per le pazienti affette da tumore al seno, poiché il decorso della malattia può comportare limitazioni temporanee o permanenti all'attività lavorativa. In questo contesto, l'assicurazione e le prestazioni sociali sono essenziali per garantire il sostentamento e l'accesso alle cure mediche e all'assistenza necessarie. Nei Paesi europei, l'assicurazione sanitaria pubblica o privata copre i costi delle terapie standard, tra cui chirurgia, chemioterapia, radioterapia e trattamenti farmacologici. Tuttavia, le terapie nuove o sperimentali, come alcune immunoterapie o terapie geniche, non sono sempre coperte automaticamente. In questi casi, è possibile presentare una domanda di copertura dei costi, che verrà esaminata su base individuale.

Un importante meccanismo di protezione finanziaria è l'indennità di malattia, a cui le lavoratrici in molti Paesi europei hanno diritto se sono temporaneamente inabili al lavoro a causa della loro malattia. Se si verifica un'incapacità lavorativa permanente, è possibile richiedere una pensione a capacità di guadagno ridotta, che viene concessa a seconda della gravità della menomazione e dei periodi assicurativi precedenti. Queste prestazioni hanno lo scopo di fornire ai pazienti un sollievo finanziario in un periodo di incertezza e di consentire loro di mantenere, almeno in parte, il proprio tenore di vita.

I pazienti che subiscono notevoli limitazioni nella vita quotidiana a causa della loro malattia hanno la possibilità di richiedere un pass per disabili gravi. Questo offre diversi vantaggi fiscali e di diritto del lavoro, tra cui una speciale protezione contro il licenziamento, permessi aggiuntivi o un accesso più facile a determinate prestazioni sociali. Se una paziente affetta da tumore al seno ha bisogno di assistenza, può anche richiedere un assegno di cura o servizi di assistenza ambulatoriale per poter essere assistita a casa.

Sono disponibili centri di consulenza specializzati che aiutano i pazienti a risolvere le questioni di diritto sociale e li assistono nella presentazione delle domande e nel far valere i loro diritti. Le associazioni sociali e i centri di consulenza sul cancro offrono informazioni complete sull'assistenza finanziaria e sulle opzioni legali. Molti ospedali dispongono anche di servizi sociali che forniscono consulenza ai pazienti e ai loro parenti su prestazioni assicurative, diritti pensionistici e altri servizi di supporto.

10.3 Ritorno alla vita lavorativa

Dopo una diagnosi di cancro e un trattamento spesso stressante, il ritorno al lavoro è una sfida notevole per molti pazienti. Oltre allo stress fisico e psicologico causato dall'intervento chirurgico, dalla chemioterapia o dalla radioterapia, anche gli effetti collaterali a lungo termine, come la stanchezza cronica, la limitata capacità di recupero fisico o il deterioramento cognitivo, sono ostacoli frequenti. L'affaticamento può portare i pazienti a stancarsi rapidamente e a sentirsi meno produttivi fisicamente e mentalmente nonostante abbiano completato il trattamento. Inoltre, possono verificarsi disturbi cognitivi, noti anche come "chemiocervello", che si manifestano sotto forma di problemi di concentrazione e memoria e rendono più difficile la vita lavorativa quotidiana. Lo stress mentale, come l'ansia, l'insicurezza e la depressione, sono ulteriori fattori che rendono difficile il ritorno al lavoro.

Sono necessarie diverse strategie per consentire un ritorno al lavoro efficace. In molti Paesi esistono programmi di reinserimento graduale che consentono ai pazienti di aumentare gradualmente le ore di lavoro per adattarsi lentamente allo stress della vita lavorativa. Orari di lavoro flessibili o modelli di lavoro personalizzati, come accordi part-time o soluzioni di home office, possono dare sollievo e facilitare la transizione. Se il lavoro originario non può più essere svolto a causa di limitazioni di salute, è possibile ricorrere alla riqualificazione o alla riabilitazione professionale per aprire opportunità di lavoro alternative.

Una discussione aperta con il datore di lavoro è spesso utile per trovare una soluzione personalizzata. Il supporto di medici aziendali, consulenti sociali o centri di consulenza specializzati può aiutare a pianificare misure adeguate per il ritorno al lavoro e a chiarire questioni finanziarie o organizzative. Il ritorno al lavoro non è solo un fattore economico, ma ha anche un'importante dimensione sociale e psicologica.

Un ritorno al lavoro riuscito può aumentare la fiducia in se stessi, promuovere un senso di normalità e contribuire a un miglioramento a lungo termine della qualità della vita.

11. Qualità della vita nonostante il cancro e una parola finale

Una diagnosi di cancro cambia radicalmente la vita e porta con sé sfide sia fisiche che emotive. Nonostante gli oneri che il cancro al seno comporta, è possibile mantenere un'elevata qualità di vita. Grazie alle moderne terapie e al miglioramento delle cure successive, sempre più pazienti sono in grado di convivere con la malattia a lungo termine, il che sposta l'attenzione sul coping. Oltre al trattamento della malattia acuta, sono sempre più al centro dell'attenzione temi come l'adattamento ai sintomi cronici, il reinserimento sociale e professionale e le strategie per rafforzare la resilienza psicologica.

La qualità della vita è un concetto soggettivo che viene definito in modo diverso per ogni individuo. Per alcuni pazienti significa essere liberi dal dolore e fisicamente attivi, mentre per altri sottolinea la stabilità emotiva o la partecipazione sociale. È composto da vari fattori e comprende non solo la salute fisica, ma anche il benessere psicologico, l'integrazione sociale e la capacità di condurre una vita autodeterminata. Subito dopo la diagnosi, la paura e l'incertezza sono spesso al centro dell'attenzione, mentre la qualità della vita può peggiorare durante il trattamento a causa degli effetti collaterali e dell'esaurimento. In una prospettiva a lungo termine, diventano più importanti altri fattori, come il sostegno sociale, i meccanismi di adattamento psicologico e la ricerca di un significato personale.

Gli studi dimostrano che le pazienti che affrontano attivamente la malattia e sviluppano strategie di coping personalizzate hanno una migliore qualità di vita a lungo termine. Tuttavia, molte pazienti affette da tumore al seno continuano a lottare con gli effetti tardivi della malattia e della terapia, che possono essere di natura sia fisica che psicologica, per anni dopo la diagnosi. Stanchezza cronica, disturbi neuropatici, cambiamenti ormonali dovuti alle terapie anti-ormonali e disturbi cognitivi sono conseguenze comuni a lungo termine che devono essere affrontate individualmente. L'esercizio fisico regolare, una dieta equilibrata e una routine quotidiana strutturata possono contribuire a ridurre la stanchezza e a migliorare il benessere generale. La fisioterapia, il supporto farmacologico e gli approcci alternativi come l'agopuntura svolgono un ruolo nei disturbi neuropatici. I sintomi legati agli ormoni possono essere alleviati attraverso una combinazione di terapie di esercizio fisico dolce, preparati a base di erbe e una dieta antinfiammatoria. I disturbi cognitivi richiedono pazienza e adattamento alla vita quotidiana, ad esempio attraverso l'allenamento della memoria e routine di lavoro strutturate.

Oltre alle sfide fisiche e psicologiche, anche la partecipazione sociale e professionale è un fattore decisivo per la qualità di vita di molti pazienti. Il cancro può provocare profondi cambiamenti nella vita sociale e professionale precedente. Per molti, la socializzazione con la famiglia e gli amici è un sostegno essenziale per affrontare la malattia. Anche il contatto con altri malati in gruppi di auto-aiuto può aiutare a trovare comprensione e stabilità emotiva. La partecipazione sociale attiva, attraverso hobby o attività di volontariato, può aiutare le persone a sentirsi parte integrante della società nonostante la malattia.

Il ritorno al lavoro è una sfida per molti pazienti, soprattutto a causa dell'esaurimento fisico, delle limitazioni cognitive o dello stress psicologico. Modelli di lavoro flessibili, accordi part-time o lavoro da casa possono facilitare un ritorno graduale al lavoro. Alcune donne decidono consapevolmente di riorientarsi professionalmente dopo la malattia per condurre una vita più significativa o equilibrata. Per altre, il ritorno al lavoro fornisce un'importante stabilità, offrendo struttura, fiducia in se stesse e sicurezza finanziaria.

La capacità di adattarsi alle mutevoli circostanze della vita e di rimanere mentalmente resilienti svolge un ruolo fondamentale per il benessere a lungo termine. La resilienza descrive la capacità di affrontare crisi e sfide e di uscire rafforzati da situazioni difficili. Le persone con un alto livello di resilienza hanno una migliore capacità di adattamento mentale e sperimentano meno stress. Una strategia importante è accettare consapevolmente la nuova realtà della vita e concentrarsi sulle opportunità piuttosto che sulle perdite. Una visione positiva del futuro può aiutare a mantenere la stabilità emotiva. L'autocura, il riconoscimento dei propri bisogni e la ricerca di sostegno sono altri meccanismi di coping fondamentali. Anche metodi scientificamente provati come la mindfulness e la meditazione possono contribuire a gestire lo stress. La socializzazione con altri malati o il coinvolgimento attivo di familiari e amici possono aiutare a evitare l'isolamento e a ricevere sostegno emotivo.

Le pazienti che sviluppano la resilienza vivono la malattia non solo come un momento di perdita, ma spesso anche come un punto di svolta che porta a una crescita personale e a un cambiamento di prospettiva sulla vita. Affrontare il tumore al seno non significa solo sottoporsi a un trattamento medico, ma anche trovare il modo di convivere con i cambiamenti a lungo termine e condurre uno stile di vita soddisfacente e autodeterminato nonostante la malattia. L'esame consapevole dei propri bisogni, la ricerca di strategie di coping individuali e l'utilizzo delle risorse sociali sono fattori decisivi per raggiungere un'elevata qualità di vita anche dopo la diagnosi.